VEGANE KOSMETIK

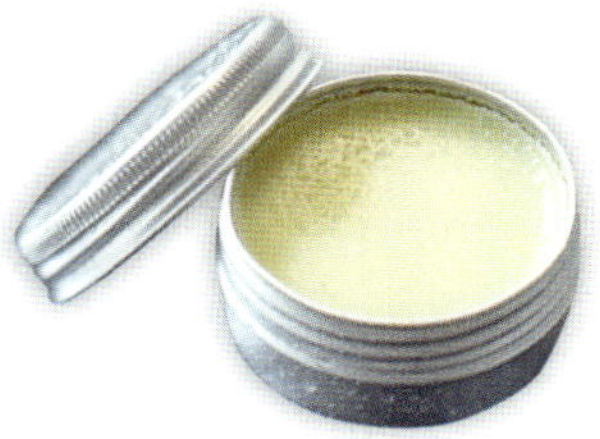

Natürliche Pflege- & Beauty-produkte selbst gemacht

Wichtiger Hinweis

Die in diesem Buch veröffentlichten Informationen, Angaben, Anregungen und Ratschläge wurden von Autorin und Verlag sorgfältig erarbeitet und geprüft, dennoch kann eine Garantie nicht übernommen werden. Die Arbeitsanweisungen in diesem Buch entbinden nicht von der individuellen Umsichts- und Sorgfaltspflicht. Jeder Leser und jede Leserin ist für eigene Entscheidungen im Hinblick auf Anregungen dieses Buches jederzeit selbst verantwortlich. Alle Angaben in diesem Buch erfolgen daher ohne jegliche Gewährleistung seitens Autorin, Redaktion, Verlag und Handel, die in keinem Fall für mögliche Schäden oder Nachteile bezüglich gegebener Hinweise, Informationen oder Ratschläge haften.

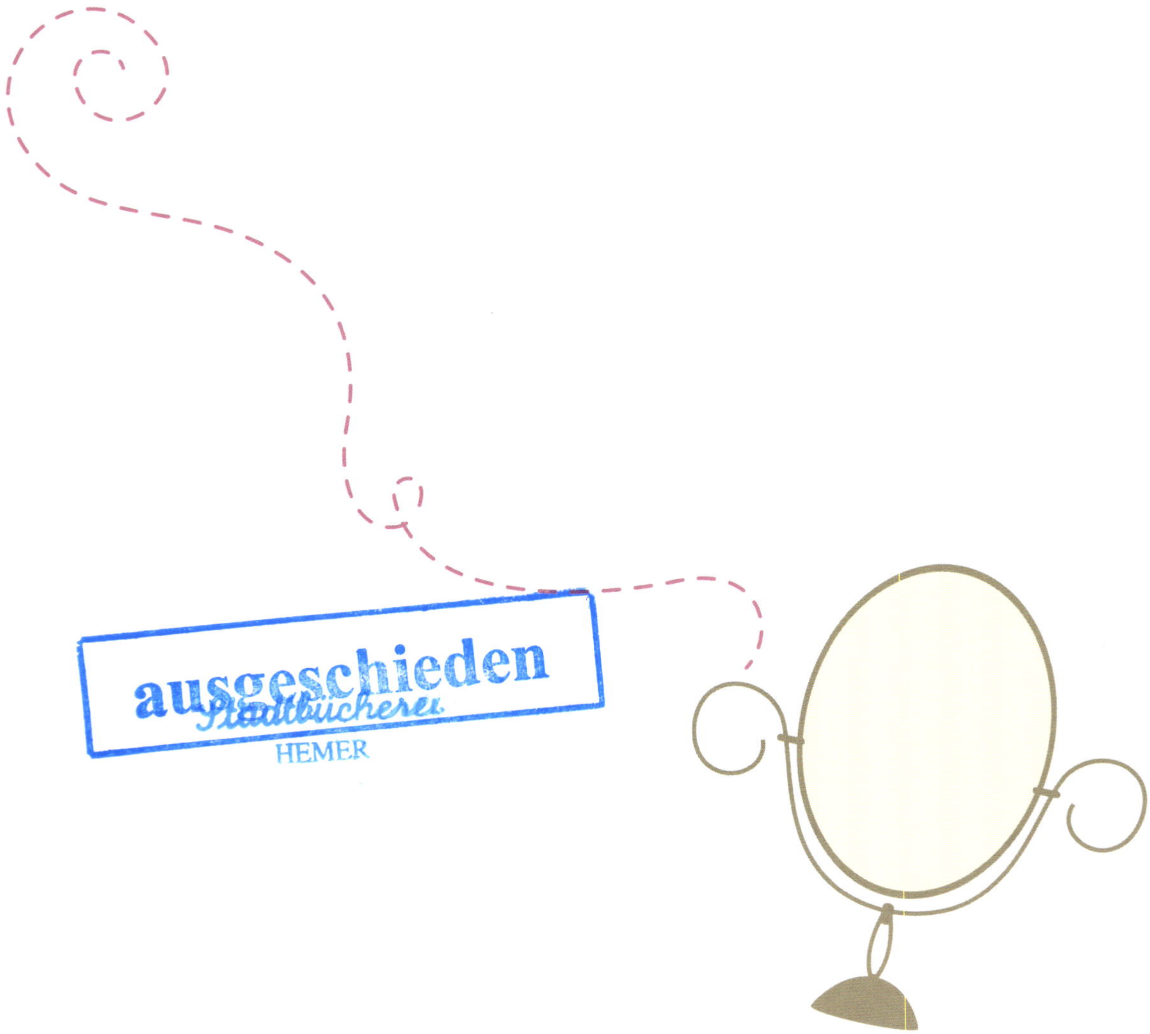

Inhaltsverzeichnis

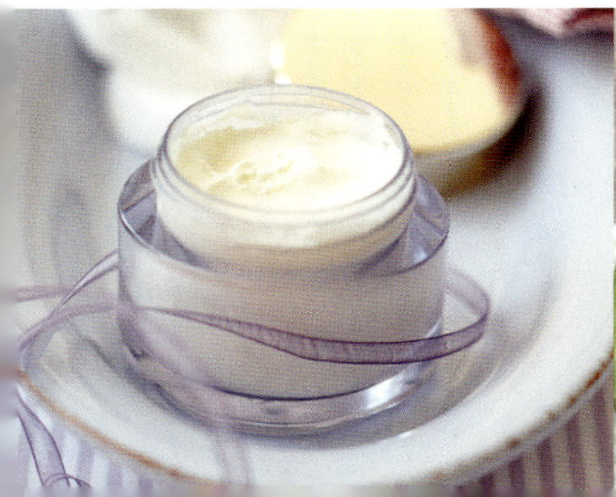

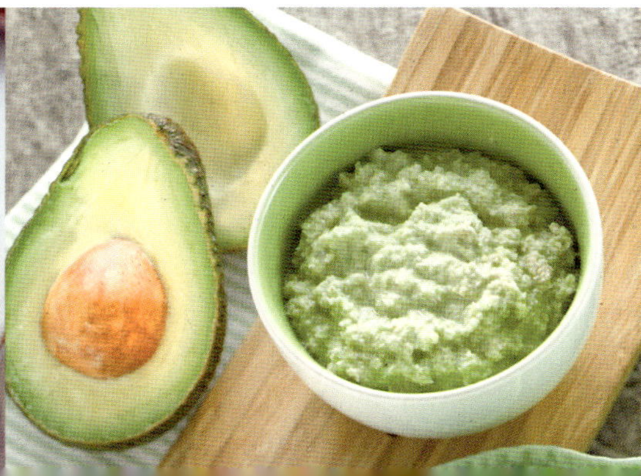

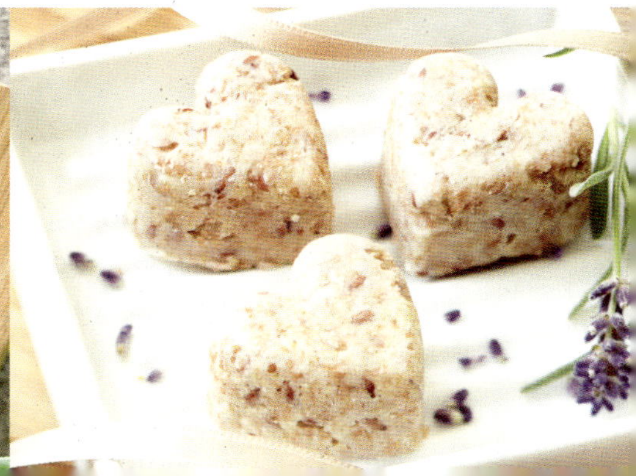

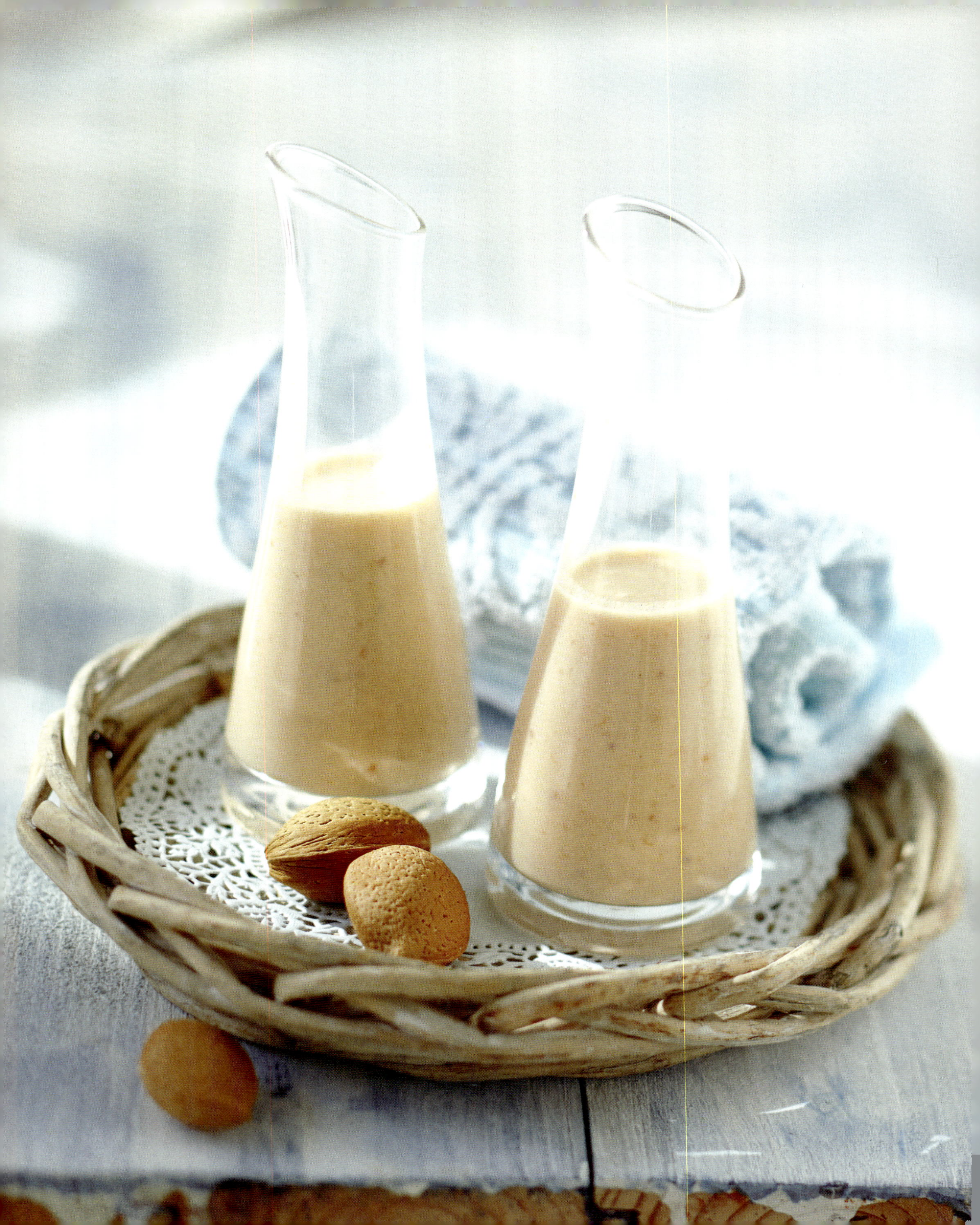

Vorwort

Liebe Leserinnen und Leser,

schön, dass Sie sich für das Thema vegane Kosmetik interessieren.

Ich gehöre zu den Menschen, denen ein Leben in Einklang mit Mensch, Tier und Natur wichtig ist. Das mag sich vielleicht „öko“ oder „esoterisch“ anhören, ist aber eigentlich ganz einfach: Ich möchte mir die Natur und ihre Kraft zunutze machen, um ein gesünderes, im besten Sinne reduziertes und letztendlich längeres Leben zu genießen, das ich ethisch und moralisch vertreten kann.

Zunächst habe ich daher begonnen, mich gesünder zu ernähren, und mitunter verblüfft festgestellt, wie viel Kraft in Obst, Gemüse und Kräutern steckt. Diese Naturpower wollte ich auch in anderen Bereichen nutzen. Neben der Verwendung von pflanzlichen Putzmitteln, Raumdüften und Kerzen habe ich begonnen, auch meine Körperpflege auf natürliche Produkte umzustellen, die der Handel anbietet. Zunächst hat mir das ein gutes Gefühl gegeben, bis ich mich näher mit den Inhaltsstoffen beschäftigt habe. Als ich sie mühsam dechiffriert hatte, wurde mir klar, dass das, was mitunter als „Naturkosmetik“ bezeichnet wird, nicht ganz meinem Verständnis von „natürlich“ entspricht. Massenproduktion und Naturkosmetik – wie lässt sich das überhaupt vereinen?

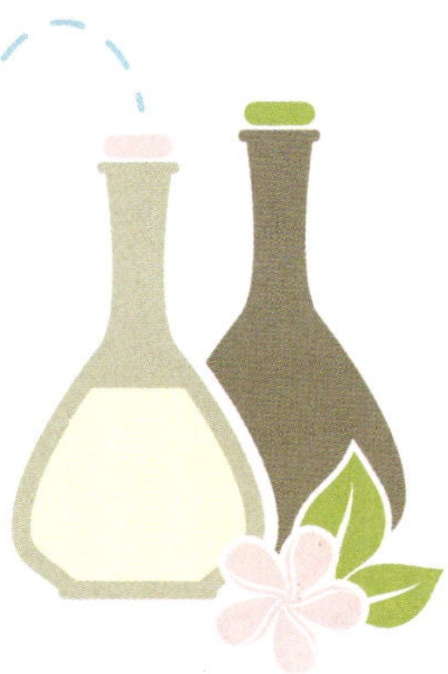

Hinzu kam, dass ich auch bei Kosmetika auf tierische Produkte verzichten wollte. Vegane Kosmetik war in der Kosmetikindustrie jedoch lange Zeit kein Thema und fristet auch heute noch ein Nischendasein. Ein für mich geeignetes Produkt im Einzelhandel zu finden gestaltete sich daher mühsam. Eine Alternative musste her!

Aus diesem Grund habe ich begonnen, pflanzliche Kosmetikprodukte in meiner kleinen Küche anzufertigen. Mit einer einfachen Kräutermaske fing es an. Mittlerweile stelle ich regelmäßig vegane Pflegeprodukte für Haut und Haar her. Vieles davon wird frisch zubereitet, manches hält sich dank sanfter pflanzlicher Konservierung mehrere Monate. Ganz nach meinen persönlichen Vorlieben und Bedürfnissen kann ich Pflegeprodukte herstellen und anwenden. Ich fühle mich rundum wohl mit dieser Selbstversorgung und möchte dieses wunderbare Körper- und Lebensgefühl gerne mit Ihnen teilen.

Es liegt mir fern, Menschen zum Veganismus zu bekehren, vegane Lebensstile zu kommentieren bzw. generell Lebensweisen zu bewerten. Vielmehr glaube ich, dass die Rezepte auf den nachfolgenden Seiten wunderbare vegane Alternativen zu herkömmlichen Pflegeprodukten darstellen und Haut und Haare damit die Aufmerksamkeit bekommen, die ihnen gebührt.

Viel Spaß wünscht Ihnen
Dr. Claudia Lainka

Veganes Leben

Nach Angaben der Veganen Gesellschaft Deutschland gibt es hierzulande ca. 800.000 Veganerinnen und Veganer, wobei die individuelle vegane Lebensgestaltung unterschiedlich ausfallen kann und hundertprozentiger Veganismus ein Ideal ist. Die *Vegan Society*, die weltweit erste vegane Vereinigung, hat Veganismus als Ernährungs- und Lebensweise definiert, die „so weit wie möglich und praktisch durchführbar, alle Formen der Ausbeutung und Grausamkeiten an Tieren für Essen, Kleidung oder andere Zwecke zu vermeiden und darüber hinaus die Entwicklung tierfreier Alternativen zu fördern [versucht], was dem Nutzen der Tiere, Menschen und der Umwelt dienen soll".

Veganismus geht also über die Nahrungsaufnahme hinaus und umfasst alle Lebensbereiche. Es ist zunächst leicht, offensichtliche Tierprodukte wie Fleisch, Fisch, Eier und Milchprodukte, Leder oder Seide wegzulassen. Allerdings gibt es unzählige versteckte tierische Stoffe. So werden viele Säfte, Weine und auch Essige mit Gelatine geklärt, Laugenstangen, Brezeln und auch Croissants mit Schweinefett bestrichen, enthalten viele Zahnpasten Fluorid, das unter Verwendung von Rindertalg hergestellt wird.

Vegane Kosmetik im Einzelhandel erkennen

In erster Linie motiviert der Wunsch nach einem ethisch korrekten Leben zum Kauf von veganen Kosmetikprodukten. Mittlerweile gibt es Hersteller, die Kosmetikprodukte und deren Zutaten als „vegan" kennzeichnen. Die Bezeichnung „vegan" ist ähnlich wie der Begriff „Naturkosmetik" bisher jedoch nicht rechtlich geschützt. Das Siegel der *Vegan Society*, die Veganblume, hilft aber, vegane Produkte zu erkennen.

Die Veganblume ist das bekannteste vegane Logo. Es wurde bereits 1990 von der *Vegan Society* in England eingeführt. Das Zertifikat erhalten nur Produkte (primär Lebensmittel, Kosmetika und Kleidung), die keine tierischen Inhaltsstoffe oder Hilfsstoffe enthalten bzw. bei denen keine tierischen Produkte im Herstellungsprozess verwendet werden. Weder für das Produkt noch für die Zutaten dürfen Tierversuche durchgeführt werden.

Ist kein Siegel vorhanden oder ist nicht klar ersichtlich, ob ein Beautyprodukt oder eine Zutat vegan ist, lohnt eine Anfrage beim Hersteller. In der Regel geben diese gerne Auskunft, wie ich schon viele Male selbst festgestellt habe.

Vegane Kosmetik vs. Naturkosmetik

Mittlerweile greifen auch Nichtveganer vermehrt zu veganen Kosmetikprodukten. Für diese Konsumenten ist die vegane Kosmetik ein weiterer Schritt, Pflegeprodukte in reiner und reduzierter Form zu benutzen.

Problematisch ist jedoch, dass als „vegan" bezeichnete Kosmetik durchaus synthetisch gewonnene Inhaltsstoffe enthalten kann und so der Anschein eines möglichst natürlichen Produkts zwar suggeriert, aber nicht erfüllt wird. Synthetisch gewonnene Inhaltsstoffe werden nicht zwingend ausgeschlossen. Zudem enthalten, wie die Stiftung Ökotest schreibt, als „vegan" gekennzeichnete Kosmetikprodukte nicht automatisch weniger Schadstoffe. Im Unterschied zu Natur- oder Biokosmetik versichert die vegane Kosmetik dem Verbraucher zwar, frei von Tierversuchen und tierischen Substanzen zu sein, sie ist jedoch nicht automatisch gleichbedeutend mit Naturkosmetik.

In Natur- oder Biokosmetik wiederum werden zwar primär Pflanzenstoffe eingesetzt, aber eingeschränkt auch tierische Substanzen, z. B. Wollfett (Lanolin) als pflegender Wirkstoff, Karminrot der Cochenille-Laus als Farbstoff oder Bienenwachs als Konsistenzgeber.

Diese Problematik der Inhaltsstoffe wird dadurch ergänzt (Stiftung Ökotest/Ausgabe vom 5. Juni 2015), dass sich letztendlich Kosmetikhersteller – trotz Überprüfungen – auf die Aussagen ihrer Lieferanten verlassen müssen, dass deren Rohstoffe auch wirklich vegan sind bzw. hergestellt werden. Die *Vegan Society* beispielsweise fordert Nachweise, prüft selbst die Lieferkette und vergibt dann das Siegel der Veganblume. Regelmäßige Kontrollen können jedoch trotz allem nicht garantiert werden, so Ökotest auf Nachfrage. Die höchste Sicherheit erreichen Hersteller, wenn sie Rohstofflieferanten gewissenhaft aussuchen. Eine hundertprozentige Garantie für Verbraucher gibt es zurzeit nicht, so das Fazit von Ökotest.

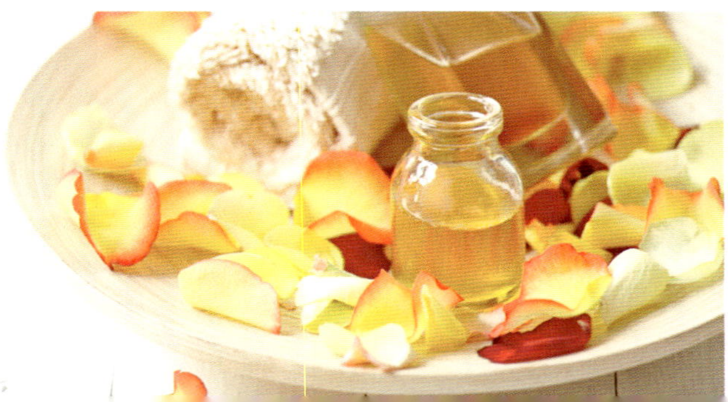

Vegane Kosmetik selber machen

Die Vorteile selbst gemachter veganer Kosmetik liegen auf der Hand:

Ethisch korrekt

Ethisch korrekte Kosmetik kann selbst gemacht werden. Verwendete Inhaltsstoffe sind transparent, obliegen jedem Einzelnen und können besser kontrolliert werden.

Frisch und biologisch

Frische Zutaten für frische Produkte. Frische Zutaten in Bioqualität garantieren ein Maximum an Wirkstoffen! Am besten ist es, die hergestellten Kosmetika sofort anzuwenden. So können Konservierungsstoffe reduziert oder vermieden werden. Dass das nicht immer möglich oder sinnvoll ist, ist klar. Doch die Devise sollte sein: Lieber kleine Portionen mit frischen Zutaten anrühren und zügig verbrauchen. Schön ist es, wenn diese aus dem eigenen Garten, vom Balkon oder von der Fensterbank kommen oder aber bei einem Spaziergang in der Natur gesammelt werden.

Individuell, flexibel und vielseitig

Die Inhaltsstoffe können auf die individuelle Haut- bzw. Haarstruktur abgestimmt werden. Jeder Einzelne entscheidet über Zusatzstoffe und kann nach Gusto sein Produkt herstellen. Auch die Menge kann dem individuellen Verbrauch angepasst werden.

Schnell und einfach

Vegane Pflege von Kopf bis Fuß mit abwechslungsreichen Rezeptideen und schneller, einfacher Herstellung – das haben alle Rezepte gemeinsam. Wenn Sie ein Rezept ausgesucht und die Zutaten besorgt haben, geht die Herstellung zügig vonstatten. Umfangreiches Vorwissen ist nicht nötig; nehmen Sie sich einfach ein paar Minuten Zeit und gehen Sie entspannt und mit Spaß an die Sache heran.

Günstig

Selbst hergestellte Kosmetik ist im Schnitt preiswerter als die Alternativen aus Drogerie, Supermarkt oder Reformhaus. Hat man einen kleinen Grundstock an Zutaten, kann lange darauf zurückgegriffen werden.

Bereichernd

Kosmetik herstellen soll Spaß machen! Jeder verfügt über ein kreatives Potenzial, das in die heimische Kosmetikherstellung eingebracht werden kann. Nutzen Sie die Rezepte als Einstieg und starten Sie so in Ihre eigene kleine Kosmetikmanufaktur.

Benötigte und nützliche Utensilien

Die Grundausstattung ist überschaubar und vieles bereits in Ihrer Küche vorhanden:

- feuerfeste Gefäße, z. B. Becherglas oder Topf
- Digitalwaage mit einer Wiegegenauigkeit von möglichst 0,5 g
- Messbecher
- Küchenthermometer
- Schalen und Rührschüsseln unterschiedlicher Größen, z. B. aus Keramik
- Kosmetikspatel
- Glasrührstab
- Gabel, Messer, Löffel
- Trichter
- batteriebetriebener Milchschäumer
- elektrischer Handrührer
- Pürierstab
- Mörser

Tipp

Zum Rühren warmer Flüssigkeiten wie geschmolzenem Fett empfehle ich einen Glasrührstab. Er ist hitzebeständig und erwärmt sich nicht zu sehr.

Tipps

Ich nutze immer den Herd und nie die Mikrowelle zum Schmelzen und Erwärmen. Auf dem Herd habe ich einen viel besseren Überblick über die Temperatur und den Zustand meiner Zutat.

Als ideales Gefäß empfehle ich ein durchsichtiges feuerfestes Becherglas. Man erkennt sofort, wenn z. B. ein Fett geschmolzen ist, und kann umgehend reagieren.

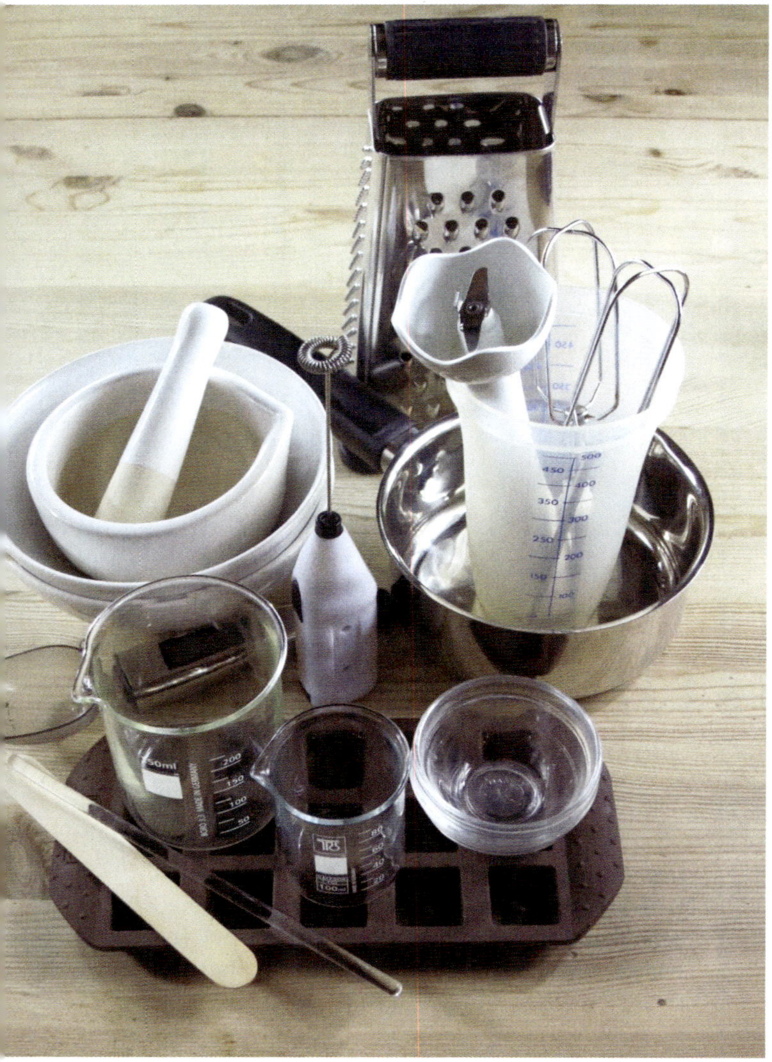

- Küchenreibe
- Schere
- feinmaschiges Sieb, z. B. Haarsieb
- Herd mit Backofen
- Silikonformen, z. B. Muffin-, Eiswürfel- oder Pralinenformen
- Küchenpapier
- Frischhaltefolie

Herstellung

Arbeiten Sie genau und sorgfältig. Mit etwas Übung können Sie dann die Mengen Ihrem Bedarf anpassen. Es empfiehlt sich, Kleinstmengen herzustellen oder die fertige Creme portionsweise einzufrieren. Wieder aufgetaut wird das Produkt dann im Kühlschrank.

Niemand kennt Ihre Haut- und Haareigenschaften so gut wie Sie. Entscheiden Sie also selbst, ob und wie Sie die Rezepte im Buch verändern möchten: ob Sie beispielsweise weitere pflanzliche Zutaten hinzugeben wollen oder Ihnen die Eigenschaften der verwendeten hochwertigen Öle und Fette sowie die frischen Ingredienzien aus der Natur genug sind.

Hinweis zu sensibler Haut und Allergien

Auch bei selbst hergestellten Beautyprodukten können Unverträglichkeiten oder Allergien auftreten. Wer sichergehen will, macht daher die Kontaktprobe: Geben Sie eine kleine Menge in die Armbeuge und reiben Sie das Produkt kurz ein. Zeigt sich nach 24 Stunden keine Reaktion (Rötungen, Juckreiz, Pusteln), können Sie das Produkt bedenkenlos anwenden.

Hygiene und Haltbarkeit

Nichts ist für die Ewigkeit, aber um hautgesunde Produkte herzustellen, möglichst lange Freude daran zu haben und deren Wirkung genießen zu können, sollten hohe Ansprüche an Herstellungs- und Produkthygiene gestellt werden:

1. Sauberes Arbeiten ist die Grundlage bei der Zubereitung des Produkts. Ihr Arbeitsplatz werden Ihre Küche und Ihr Küchentisch sein. Räumen Sie also auf und schaffen Sie Platz.

2. Zur Desinfektion füllen Sie kosmetisches Basiswasser (siehe Seite 12) in eine saubere Sprühflasche. Sprühen Sie Hände, Arbeitsplatz und Geräte damit ein und lassen es kurz einwirken. Der Alkohol verfliegt schnell, und die Gerätschaften trocknen an der Luft.

3. Achten Sie beim Kauf von Basisrohstoffen auf das Haltbarkeitsdatum. Als Faustformel für selbst gemachte Kosmetik gilt: Die Haltbarkeit eines Produkts richtet sich nach der am kürzesten haltbaren Zutat. Werden also in einem festen Massagebar Haferflocken verwendet, die noch einen Monat haltbar sind, dann sollte der Massagebar innerhalb von vier Wochen aufgebraucht sein.

4. Verwenden Sie weiches Leitungswasser oder destilliertes Wasser. Beides sollte zunächst ca. 5 Minuten sprudelnd abgekocht werden. Wenn es das Rezept erfordert, lassen Sie es anschließend abkühlen.

5. Entnehmen Sie die benötigte Portion Creme nicht mit den Fingern, sondern mit einem kleinen Löffel oder Spatel, den Sie danach reinigen.

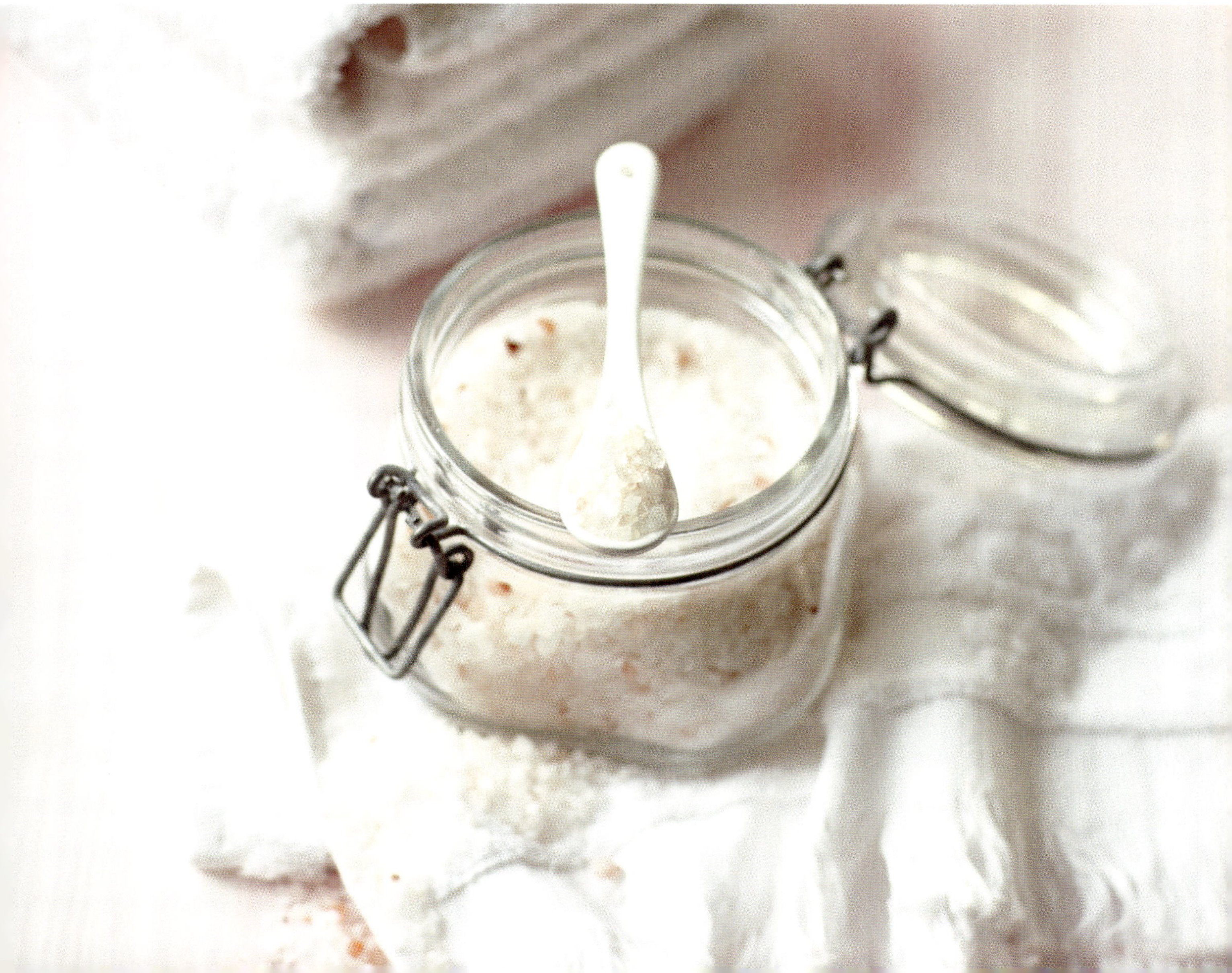

6. Beschriften Sie Ihr Produkt immer mit dem Herstellungsdatum sowie dem geschätzten Ablaufdatum.

Zur Orientierung finden Sie zu jedem Rezept eine Angabe zur Haltbarkeit. Ihr Produkt sollte aber auf jeden Fall entsorgt werden, wenn

- dunkle Flecken oder Schimmelspuren sichtbar sind,
- ein unangenehmer Geruch (sauer oder stechend) wahrnehmbar ist,
- sich Konsistenz oder Farbe verändert haben.

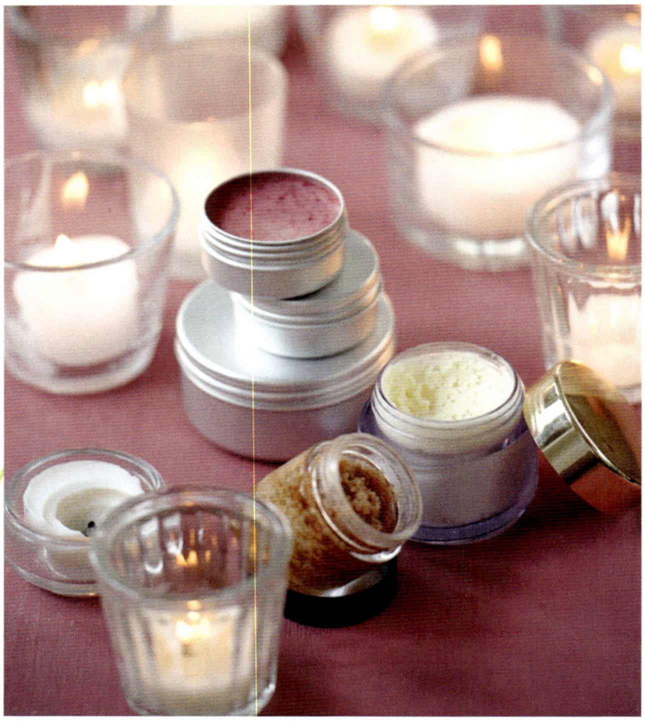

Tipps

Pumpspender sind tolle Aufbewahrungsgefäße. Sie verhindern, dass das Produkt mit Luft oder Keimen in Kontakt kommt. Außerdem kann portionsgenau dosiert werden.

Recyceln erwünscht! Gerne können alte Cremetiegel oder kleine Fläschchen wiederverwendet werden. Wichtig ist nur die vorherige gründliche Reinigung und Desinfektion mit kosmetischem Basiswasser.

Haben Sie mehr Creme als nötig angerührt, so können Sie eine Portion in einem etwas größeren Tiegel einfrieren und bei Bedarf im Kühlschrank auftauen. Rühren Sie die Creme vor Gebrauch nochmals um.

Entsorgung von Produkten: Viele Rezepte sind auf Ölbasis hergestellt. Aus Erfahrung kann ich sagen, dass die Entsorgung über die Spüle zu Verstopfung des Abflusses führen kann. Daher sollte immer mit heißem Wasser nachgespült werden. Besser ist es allerdings, überschüssiges bzw. abgelaufenes Material direkt in den Biomüll zu geben.

Lagerung und Aufbewahrung

Lagern Sie Ihre Produkte wenn möglich im Kühlschrank oder an einem kühlen Ort im Badezimmer. Vermeiden Sie direkte Sonneneinstrahlung und Feuchtigkeit.

Ich selbst verwende vorzugsweise Glasverpackungen, denn sie haben folgende Vorteile:

- Sie sind länger verwendbar als bspw. Kunststoffbehälter.
- Sie reagieren nicht mit dem Inhalt und geben keine schädlichen Weichmacher ab.
- Sie lassen sich gut reinigen und auskochen, sind also hygienischer.
- In Weißglas abgefüllt kann ich sehr gut erkennen, wann das Produkt zur Neige geht.
- Braunglas eignet sich insbesondere für lichtempfindliche Stoffe, z. B. kalt gepresste Öle.

Informationen zu den Rohstoffen

PFLANZENÖLE

Pflanzenöle bilden die Basis für vegane Pflegeprodukte. Achten Sie beim Kauf auf qualitativ hochwertige Produkte. Greifen Sie zu Pflanzenölen in Bioqualität aus erster Kaltpressung, denn die Ölherstellung ohne Wärmezufuhr ist besonders schonend, sodass Wirkstoffe, z. B. Lecithine, Antioxidantien und natürliche Farb- und Gerbstoffe, Vitamine sowie ungesättigte Fettsäuren, erhalten bleiben.

Kalt gepresste Öle sind lichtempfindlich und werden schnell ranzig. Deshalb sollten sie in Braunglasflaschen an einem kühlen, dunklen Ort aufbewahrt werden.

FETTE/KONSISTENZGEBER

Hochwertige feste Fette sind ebenfalls wichtiger Bestandteil der Rezepte. Auch sie sollten das Biosiegel tragen und schonend hergestellt worden sein. Neben ihren hautpflegenden Eigenschaften verleihen sie dem Produkt eine festere Konsistenz. Während Sheabutter bereits bei 28 °C schmilzt, hat Candelillawachs einen hohen Schmelzpunkt und gibt Lippenpflegestiften eine funktionale härtere Konsistenz. Mit etwas Erfahrung können Sie die Festigkeit Ihres Pflegeprodukts selbst variieren und so Ihre individuellen Vorlieben umsetzen.

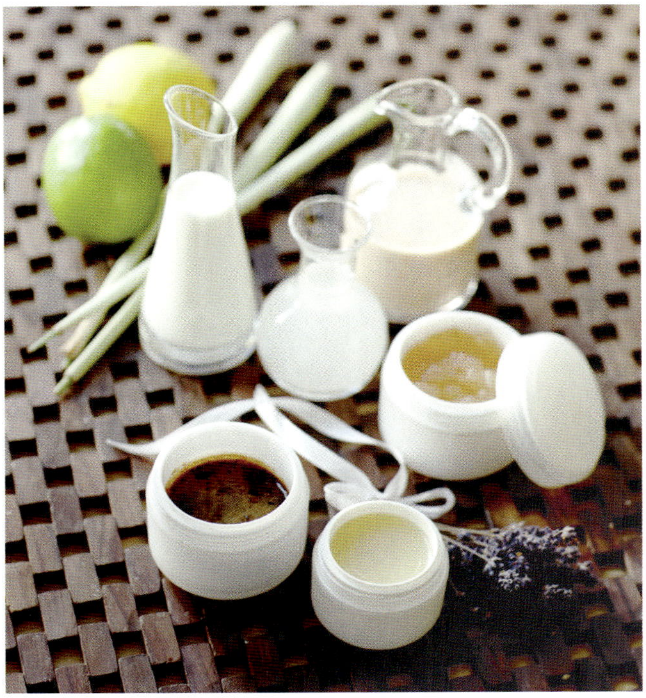

BLÜTENWÄSSER (HYDROLATE)

Hydrolate (Pflanzenwässer, Blütenwässer oder aromatische Wässer) sind pflanzliche Nebenprodukte, die bei der Wasserdampfdestillation von Pflanzen anfallen. Das jeweilige Hydrolat, z. B. Rosen-, Hamamelis- und Lavendelwasser oder Pfefferminzhydrolat, ist mit den wasserlöslichen Bestandteilen der destillierten Pflanze versetzt. Die Eigenschaften fließen in Cremes, Gesichtswässer oder Lotionen ein. Allerdings verkeimen Hydrolate schnell und werden daher oft mit Alkohol versetzt, der jedoch sensible Haut reizen kann. Lagern Sie Hydrolate bei 10 °C in dunklen Flaschen.

ÄTHERISCHE ÖLE

Ob ein Produkt Gefallen findet, hängt auch vom Duft ab. Die Rezepte haben aufgrund der hochwertigen natürlichen Zutaten oft einen tollen Eigengeruch. Das Beduften ist daher nicht unbedingt nötig. In manchen Rezepten habe ich Duftvorschläge in Form von ätherischen Ölen gemacht, die Sie jedoch variieren können.

Ätherische Öle werden aus verschiedenen Pflanzenteilen gewonnen. Für 500 g ätherisches Kamillenöl benötigt man beispielsweise 250 kg Blüten. Sie sind Nahrung (und Therapie) für Körper und Geist und enthalten gebündelte pflanzliche Vitalkraft. Sie sollten sparsam dosiert werden; so genügt 1 Tropfen pro 10 ml Gesichtspflegeprodukt.

Beim Kauf sollten Sie darauf achten, dass es sich um ein 100 % naturreines ätherisches Öl in Bioqualität handelt. Das hat zwar seinen Preis, dafür kommt es aber nur sparsam zum Einsatz und veredelt Ihr Produkt.

Beim Umgang mit ätherischen Ölen sollte bedacht werden, dass die meisten haut- und schleimhautreizend sind. Direkter Hautkontakt bzw. pure Anwendung ist zu vermeiden. Bei sensibler oder zu Allergien neigender Haut empfiehlt sich die Kontaktprobe in Öl: Das ätherische Öl in ein Basisöl geben, in die Armbeuge reiben und 24 Stunden einwirken lassen. Zeigt sich bis dahin keine Reaktion (Rötungen, Juckreiz, Pusteln), können Sie das ätherische Öl anwenden. Ätherische Öle unbedingt kindersicher aufbewahren.

FRISCHE ZUTATEN

Verwenden Sie regionale und saisonal frische Zutaten in Bioqualität. Betrachten Sie die Zutaten als Nahrung für die Haut und verarbeiten Sie nur das, was Sie auch essen würden. Reife Früchte enthalten ein Maximum an Vitalstoffen. Ob aus Garten, vom Balkon, von der Fensterbank oder aus der Natur – Sie haben viele Möglichkeiten, die Kraft der Pflanzen in Ihre Haut- und Haarprodukte einfließen zu lassen.

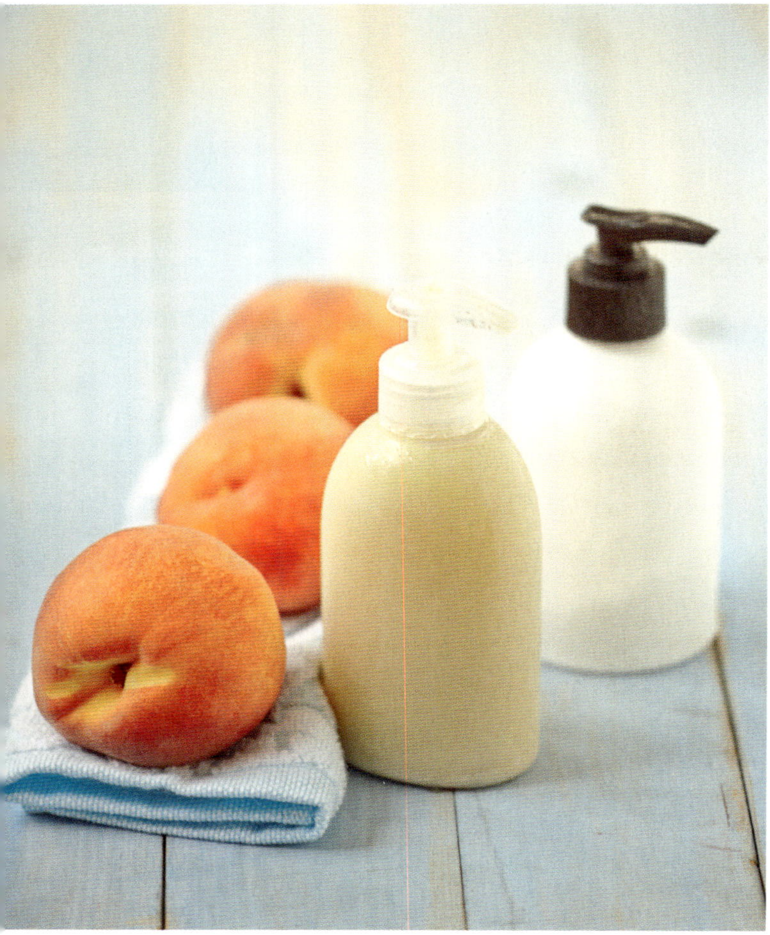

GELBILDNER

Um die Konsistenz eines Produkts gelartig zu machen bzw. zu verdicken, kommt das pflanzliche **Guarkernmehl** zum Einsatz, das auch in der Lebensmittelindustrie verwendet wird. Es handelt sich hierbei um ein gelblich weißes Pulver, das aus der exotischen Guarbohne gewonnen wird. Guarkernmehl ist in warmem und kaltem Wasser sehr gut löslich. Die Konzentration im Endprodukt beträgt 0,2–1 %.

EMULGATOREN

Um Öle und wässrige Flüssigkeiten zu verbinden, benötigt man sogenannte Emulgatoren. Die Kosmetikindustrie kennt und nutzt eine ganze Reihe davon, denn Emulgatoren haben unterschiedliche Eigenschaften, Beschaffenheiten und Produktverhalten. Ich beschränke mich auf folgende zwei pflanzliche Emulgatoren:

- **Tegomuls** ist ein Lebensmittelemulgator pflanzlichen Ursprungs auf Basis von gehärtetem Palmöl. Das weiße Pulver eignet sich gut als Emulgator für Cremes und Lotionen, die von leichter, mattierender Konsistenz sind und schnell in die Haut einziehen. Der Schmelzpunkt von Tegomuls liegt bei 65–68 °C. Die Konzentration im Endprodukt beträgt 2–15 %.

- **Lysolecithin** ist ein modifiziertes Sojalecithin und kommt als zähe, dunkelbraune Flüssigkeit daher. Es ist flexibel und unproblematisch in der Anwendung. Es kann in die warme Wasser- oder Fettphase gegeben oder als Kaltemulgator verwendet werden. Aus meiner Erfahrung löst es sich in warmer Wasser- oder Fettphase jedoch besser. Die Konzentration liegt in Cremes bei ca. 3 %, in Shampoos, Duschgelen und Haarpflegeprodukten bei 1–5 % und in Badeprodukten bei bis zu 10 %.

KONSERVIERUNGSSTOFFE

Einerseits möchte man lange Freude an seinem Beautyprodukt haben, andererseits soll es möglichst natürlich, frisch und konservierungsmittelarm sein.

Der menschliche Körper an sich ist nicht keimfrei, selbst gemachte Kosmetikprodukte auch nicht. Die Anzahl an Fremdkeimen sollte jedoch so gering wie möglich gehalten werden (siehe „Hygiene", Seite 9 f.). Um ein haltbares hautgesundes Produkt herzustellen, ist Konservierung wichtig, bedeutet aber immer einen Abstrich in Sachen Naturbelassenheit.

Konservierung ist ein *individueller* Kompromiss, bei dem man bedenken sollte, dass Verkeimung nicht immer sofort sichtbar ist und oft schleichend geschieht. Sie ist nicht nur ärgerlich, sondern auch schlecht für Haut und Wohlbefinden. Aus gesundheitlicher Perspektive ist eine sanfte Konservierung daher weniger schädlich als die Verwendung eines keimbelasteten Produkts.

Im Buch werden zwei vegane Konservierungsmethoden angewendet. Sie finden dort Verwendung, wo sie nötig sind, werden aber als optional gekennzeichnet, wo ein Einsatz unter Berücksichtigung der Haltbarkeit und der Hautverträglichkeit Abwägungssache ist:

- Als vielseitig einsetzbares Konservierungsmittel wird in der Naturkosmetik **kosmetisches Basiswasser** eingesetzt. Es handelt sich dabei um einen vergällten 95%igen Alkohol. Kosmetisches Basiswasser ist in Naturwarenläden, Apotheken oder übers Internet zu beziehen und eignet sich sehr gut zum Reinigen, Desinfizieren und Konservieren. Zwischen 5 und 12 % bezogen auf die verwendete Wassermenge kommen im Buch zum Einsatz. Allerdings kann Alkohol die Haut reizen und austrocknen. Ich empfehle daher, die Hautreaktion auf das Produkt zu beobachten, um gegebenenfalls den Anteil der Konservierung unter Berücksichtigung der Haltbarkeit anzupassen. Als Alternative zu kosmetischem Basiswasser kann reiner Weingeist (96 % vol.) verwendet werden.

- **Vitamin E** kommt als Wirkstoff (feuchtigkeitsspendend, regenerierend und durchblutungsfördernd) und als natürliches Antioxidans zum Einsatz. Es verhindert das Ranzigwerden von Ölen. Die Konzentration primär als Wirkstoff liegt bei 2–5 %, als Antioxidans bei 0,2 %. Es ist hitzeempfindlich und sollte daher stets in das erkaltete Produkt eingerührt werden.

Gefährliche Inhaltsstoffe

Im Gegensatz zu selbst hergestellter Naturkosmetik sind in vielen handelsüblichen Kosmetikprodukten leider noch immer Substanzen enthalten, die Fachkreise als belastend oder zumindest als bedenklich klassifizieren, da sie gesundheitliche Schäden, Allergien oder unerwünschte Reaktionen auslösen können. Oft sind diese Stoffe billiger, länger haltbar, formstabiler und daher für den Hersteller aus seiner Sicht einfacher zu verarbeiten. Unter Umständen können sich jedoch Kosmetika im heimischen Bad als regelrechte Chemikaliencocktails entpuppen. Der Gesundheit zuliebe lohnt es sich daher, das Kleingedruckte genau zu betrachten.

Die Internationale Nomenklatur für kosmetische Inhaltsstoffe, engl. kurz INCI, deklariert in abnehmender Reihenfolge, was in Kosmetikprodukten enthalten ist. Ausgenommen sind Farbstoffe, die immer am Ende aufgelistet sind, und Zusätze unter 1 %, die nicht in entsprechender Reihenfolge deklariert werden. Mitunter finden sich dort gesundheitsschädliche, sogar toxische Inhaltsstoffe wie beispielsweise:

ALUMINIUMSALZE:

Sie wirken schweißhemmend sowie antibakteriell, können aber zu Hautirritationen und Austrocknung führen. Ein Zusammenhang von Aluminiumsalzen und Alzheimer sowie Brustkrebs wird zudem nicht ausgeschlossen.

Erkennbar u. a. unter: Aluminum Chlorohydrex, Aluminum Chlorohydrate, Aluminum Chloride, Aluminum Zirconium Pentachlorohydrate, Aluminum Zirconium Tetrachlorohydrex

FORMALDEHYDABSPALTER:

Als Konservierungsmittel eingesetzt, sind sie nicht nur wegen ihrer hautirritierenden Eigenschaften sehr umstritten, die halogenorganischen Verbindungen sind auch giftig und krebserregend.

Erkennbar u. a. unter: Bronidox, Bronopol, Diazolidinyl-Harnstoff, Diazolidinyl-Urea, Imidazolidinyl-Harnstoff, Imidazolidinyl-Urea, 2-Bromo-2-Nitropropane-1,3-Diol, 5-Bromo-5-Nitro1,3-Dioxane

METHYLISOTHIAZOLINON:

Paradoxerweise gerade als Ersatz für schädliche Parabene kommt es seit 2006 verstärkt in Kosmetika zum Einsatz, ist aber als Konservierungsmittel sehr umstritten, da starke Kontaktallergien ausgelöst werden können.

Erkennbar u. a. unter: Methylisothiazolinone, MI, MIT, Neolone 950

MINERALÖLE / PARAFFINE:

Wie risikobehaftet Mineralöle in Kosmetika sind, ist noch nicht abschließend geklärt. Speziell jedoch der Bestandteil MOAH (Mineral Oil Aromatic Hydrocarbons) steht im Verdacht, erbgutverändernde und karzinogene Komponenten zu enthalten.

Erkennbar u. a. unter: Mineralöl, Mineral Oil, Petrolatum, Paraffine, Paraffinum Liquidum, Paraffinum Subliquidum, Cera Microcristallina, Microcrystalline Wax, Ozokerit, Ceresin, Vaseline

PARABENE:

Als Konservierungsmittel eingesetzt, sind sie brustkrebserregend, greifen in das Hormonsystem ein und können Allergien auslösen.

Erkennbar u. a. unter: 4-Hydroxybenzoic Acid Methylparaben, Ethylparaben, Propylparaben, Isopropylparaben, Butylparaben, Isobutylparaben, Phenylparaben

PEG-DERIVATE / POLYETHYLENGLYKOLE:

Von ihnen selbst geht keine Gefahr aus, aber als Emulgatoren oder Tenside eingesetzt, machen sie die Haut durchlässig für eventuell vorhandene Schad- und Fremdstoffe.

Erkennbar u. a. unter: PEG-8, PEG-20, Copolyol, Polyglykol, Polysorbate, Ceteareth-33, Ceteth, Cetholth

SILIKONE:

Als elastische Filmbildner, z. B. in Shampoos, reichern sie sich im Körper an, verschließen Poren und verhindern die natürliche Hautatmung. Es kommt zu Austrocknung von Haut und Haar.

Erkennbar u. a. unter: Amodimethicone, Cyclopentasiloxane, Dimethicone, Methicone, Polysiloxane, Trimethicone

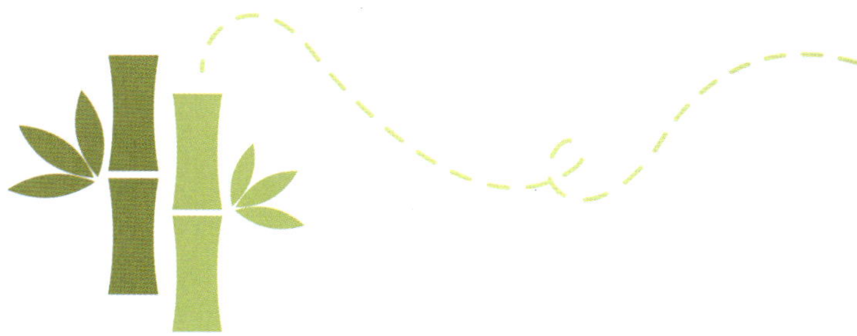

Natürlich schön

Die Haut als Spiegel unserer Seele

Die Haut ist unser größtes Organ. Mit ca. zwei Milliarden Hautzellen und einer Fläche von fast 2 m^2 sind wir von Kopf bis Fuß mit Haut umhüllt. Für unser Wohlbefinden spielt die Haut – speziell im Gesicht – eine entscheidende Rolle. Schöne, strahlende Haut wird mit Gesundheit, Kraft und Jugendlichkeit gleichgesetzt. Ihr Hydrolipidmantel (Säureschutzmantel) ist Schutzschild vor Krankheitserregern und schädlichen Umwelteinflüssen. Die Haut reguliert das Flüssigkeitsgleichgewicht sowie die Körpertemperatur und ist sensibles Kommunikations- und Wahrnehmungsorgan. Als größtes Ausscheidungsorgan transportiert sie Schadstoffe, Schweiß und Talg aus dem Körper, als Aufnahmeorgan nimmt sie Fett und Wasser auf.

Die Haut besteht aus drei Schichten (von innen nach außen):

UNTERHAUT – POLSTERNDER FETTSPEICHER

Die Unterhaut (*Subcutis*) setzt sich hauptsächlich aus lockerem Bindegewebe (speziellen Kollagenfasern) und Fettzellen zusammen. Sie ist der Ausgangspunkt vieler Blut- und Lymphgefäße, Schweißdrüsen und Haarwurzeln. Je nach Ernährung, Geschlecht, aber auch Körperregion sind in die Subcutis unterschiedlich viele Fettzellen eingebettet. Sie funktionieren wie Stoßdämpfer für Knochen, Muskulatur und Organe und sind zudem Wärmeisolatoren und Energiespeicher. Überdies polstert das Unterhautfettgewebe die Haut auf.

LEDERHAUT – ELASTISCHE MITTELSCHICHT

Die Lederhaut (*Dermis oder Corium*) ist ein gut durchblutetes Bindegewebe, das primär aus Kollagen und Elastin besteht und reich an natürlicher Hyaluronsäure ist, eine Kombination, die Elastizität und Feuchtigkeit spendet. Die Dermis besteht aus zwei Schichten mit zahlreichen Blutgefäßen, Haarfollikeln und Nerven sowie Talg- und Schweißdrüsen. Sie versorgt die darüberliegende Epidermis mit Nährstoffen und Sauerstoff.

OBERHAUT – EFFIZIENTE HAUTBARRIERE

Die Oberhaut (*Epidermis*) besteht aus fünf ineinandergreifenden Schichten und zu 90 % aus Keratinozyten und zu 10 % aus interzellulären Lipiden. Alle 26 bis 28 Tage erneuert sich die Epidermis: Neue Hautzellen entstehen, ältere, verhornte Hautzellen sterben ab. Täglich werden bis zu 14 g Hornzellen abgestoßen.

Die Haut ist also ein komplexes Schichtsystem. Im Hinblick auf die Aufnahme und Wirkweise von Kosmetika primär in der Epidermis spielt der eigene Hauttyp bzw. der momentane Hautzustand ebenfalls eine Rolle. Hierbei kommt es zum Zusammenspiel von inneren (endogenen) Faktoren, wie die genetische Veranlagung, Hormone, Neigung zu bestimmten Hauterkrankungen, und äußeren (exogenen) Faktoren, wie Klima, Umwelt, Temperatur und UV-Strahlung, Ess- und Trinkverhalten, etwaige Medikamenteneinnahme, Lebensweise (Stress, Bewegung/Sport, Rauchen, Schlaf) und individuelle Hautpflege.

Innere und äußere Faktoren wirken zusammen auf die Haut ein. Hauttrockenheit kann beispielsweise genetisch vorbestimmt oder auch klimatisch bedingt sein. Die biologische Hautalterung wird von genetischen Faktoren vorgegeben, die vorzeitige Hautalterung jedoch durch äußere Faktoren und kann somit beeinflusst werden.

Folgende Hauttypen lassen sich unterscheiden:

Trockene Haut: feine Poren, ohne Glanz, Tendenz zur Faltenbildung, Feuchtigkeitsmangel und unangenehmes Spannungsgefühl

Fettige Haut: großporig, glänzend, übermäßige Talgproduktion, zu Unreinheiten und Pickeln neigend

Normale Haut: ausgeglichenes Hautbild, rosig durchblutet, glatt, matter Glanz, unkompliziert im Umgang

Reife Haut: trocken, faltig, reduzierte Elastizität, vermehrte Faltenbildung

Mischhaut: Kombination von fettiger T-Zone (Stirn, Nase und Kinn) und trockener Wangen- und Augenpartie

Sensible Haut: feine Poren, trocken und rau, Spannungsgefühl, Schuppung, Rötung

Nun können Sie Ihr eigenes, bedarfsgenaues Rezept erstellen. Die nachfolgende Liste an Rohstoffen gibt Ihnen Anhaltspunkte, um die entsprechenden Öle und Fette als Grundlage Ihres Produkts auszuwählen.

Rohstoff	Hauttyp					
	trocken	fettig	normal	reif	Mischhaut	sensibel
Aprikosenkernöl	x	x	x	x	x	x
Arganöl	x		x	x		x
Avocadobutter	x		x	x		x
Avocadoöl	x		x	x		x
Bambusöl	x		x		x	
Borretschsamenöl	x		x			x
Cupuaçubutter	x		x			x
Distelöl		x	x		x	
Erdnussöl	x		x			
Hagebutten-/Wildrosenöl	x		x	x	x	x
Hanföl	x		x	x		x
Haselnussöl	x		x	x		
Jojobaöl	x	x	x	x	x	x
Kakaobutter	x		x	x		
Kameliensamenöl	x		x			x
Kokosöl	x		x	x		
Macadamianussöl	x		x	x		x
Mandelöl	x	x	x	x	x	x
Mangobutter	x	x	x	x	x	x
Nachtkerzenöl	x		x			x
Olivenöl	x		x			
Rapsöl	x		x			
Reiskeimöl	x		x			x
Ringelblumen-/Calendulaöl	x		x			x
Rizinusöl		x	x			
Sanddornfruchtfleischöl		x	x	x	x	
Sesamöl	x		x			
Sheabutter	x	x	x	x	x	x
Sojaöl	x	x	x		x	
Sonnenblumenöl		x	x		x	
Traubenkernöl		x	x	x	x	
Walnusskernöl	x		x			
Weizenkeimöl	x		x	x		

Info: Am unproblematischsten zu behandeln ist normale Haut, denn diese „Idealhaut" ist pflegeleicht und erlaubt die Kombination unterschiedlichster Rohstoffe. Daher finden Sie in jeder Spalte ein Kreuz.

10 Tipps für tolle Haut

1. REGELMÄSSIGE, SANFTE REINIGUNG

Reinigen Sie Ihr Gesicht morgens und abends mit einem milden Reinigungsprodukt.

Warum morgens? Nachts läuft der Regenerationsprozess der Zellen auf Hochtouren, weil keine Umwelteinflüsse wie Sonne, Wind, Hitze oder Abgase auf sie einwirken. Die Haut scheidet Gift- und Schlackstoffe aus. Diese liegen morgens auf dem Gesicht und verhindern, dass die Pflegecreme einziehen kann.

Warum abends? Entfernen Sie am Abend Make-up, aber auch Staub und Schmutz, der sich im Laufe des Tages auf der Haut angesammelt hat. Andernfalls verstopfen diese Überreste die Poren, was wiederum Entzündungen hervorrufen kann.

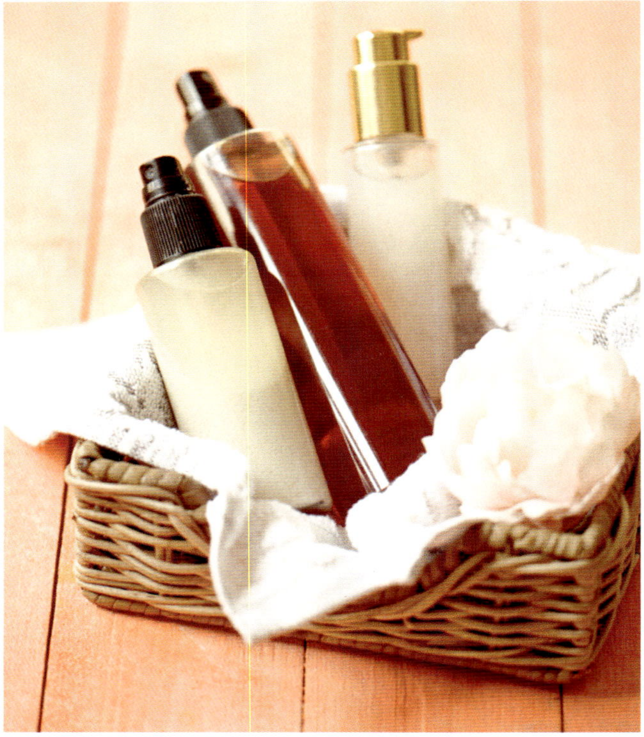

2. PEELEN VON KOPF BIS FUSS

Die Haut erneuert sich ständig. Ein Peeling wirkt dreifach unterstützend. Abgestorbene Hautschüppchen werden von der Epidermis gelöst, die Durchblutung wird gefördert und die Zellproduktion angeregt. Ist das Peeling mit pflegenden Substanzen versehen, wie bei unserem Body Cleanser auf Seite 76, wirkt es überdies rückfettend. Aber Achtung: Peelen Sie nicht jeden Tag! Ein Peeling soll Hauterneuerungsprozesse fördern und nicht die Haut wegrubbeln.

3. HAUTPFLEGE ANPASSEN – VON REICHHALTIG BIS LEICHT

Haut und Haar sind so veränderlich wie wir. Daher ist es sinnvoll, die Haut- und Haarpflege immer wieder anzupassen, z. B. an den Jahreszeitenrhythmus.

Benutzen Sie im Sommer daher leichtere Cremes oder Gels. Ein Lichtschutzfaktor in der Creme, Lotion oder im Make-up ist der beste Weg, um Hautalterung vorzubeugen.

Gönnen Sie Ihrem Haar eine Kaltwasserspülung nach der Dusche, dazu einfach kaltes Wasser über Haare und Kopfhaut fließen lassen. Das fördert die Durchblutung und glättet die Haaroberfläche.

Im Winter wird die Haut stark strapaziert. Durch die Kälte produziert sie weniger schützenden Talg. Heizungsluft trocknet sie aus. Jetzt ist die Zeit, um auf eine reichhaltige Creme (z. B. Luftige Körperbutter auf Seite 40) umzusteigen. Auch Lippenpflegeprodukte bewirken bei spröden, rauen Lippen Wunder.

4. BITTE MASSIEREN!

Gönnen Sie sich einmal eine Gesichtsmassage für maximale Entspannung und Durchblutung: Zunächst Gesicht und Hände reinigen. Etwas Gesichtscreme auftragen. Entspannende Musik auflegen und eine bequeme Sitzposition finden. Die Augen schließen. Mit den Zeigefingern das Gesicht abklopfen. Intensität, Klopftempo und Dauer bestimmen Sie. Die Fingerkuppen beider Hände auf die Stirnmitte legen, leicht drücken und in Richtung Schläfen bis zum seitlichen Haaransatz langsam auseinanderziehen, 10-mal wiederholen. Nun beide Hände rechts und links der Nase auf die Wangen legen, leicht drücken und in Richtung der Ohren bis zum seitlichen Haaransatz streichen, 10-mal wiederholen. Zum Schluss das ganze Gesicht ca. 2 Minuten in großen, sanft kreisenden, langsamen Bewegungen massieren.

Durch diese kleine Gesichtsmassage werden Verspannungen gelockert und die Durchblutung angeregt.

5. BEWUSSTER ESSEN – SCHÖNE HAUT VON INNEN

Die Haut ist nicht nur Spiegelbild unserer Seele, sondern auch unseres Essverhaltens und Lebensstils. Schlechte Gewohnheiten wie Rauchen, übermäßiger Kaffeegenuss, Alkoholkonsum, zu viel fettes Essen etc. lassen sich oftmals schwer abstellen und wirken sich auch auf die Hautgesundheit aus. Machen Sie einen ersten Schritt und nehmen Sie folgende fünf Nahrungsmittel in Ihren Speiseplan auf. Haut und Haar werden es Ihnen danken:

Petersilie: Das grüne Kraut ist reich an Vitamin A, B, C und E sowie Eisen und Magnesium. Es fördert samtweiche Haut und glänzendes Haar. Zudem sorgt es für einen rosigen Teint.

Leinsamen: Sie sind sehr reich an Omega-3-Fettsäuren, reduzieren Falten und Hautirritationen. Zudem spenden sie aufgrund ihres Fettgehalts Feuchtigkeit und wirken trockener Haut und sprödem Haar entgegen.

Tomaten: Das rote Gemüse ist reich an Lycopin. Dieser sekundäre Pflanzenstoff eliminiert hautschädigende freie Radikale und schützt die Haut.

Nüsse: Alle Sorten sind reich an dem natürlichen Schönheitsvitamin Biotin (Vitamin B7 oder Vitamin H). Sie fördern das Wachstum von gesunden, schönen Haaren, Haut und Nägeln.

Grüner Tee (Matcha): Er ist reich an Antioxidantien, Vitaminen und Mineralien. Dank seiner antioxidativen Wirkung fördert Matchatee die Zellregeneration, verlangsamt so den Alterungsprozess und strafft die Hautoberfläche.

6. WASSER TRINKEN – AUCH DIE HAUT HAT DURST

Der Mensch besteht zu 50–70 % aus Wasser. Die Deutsche Gesellschaft für Ernährung (DGE) empfiehlt eine Flüssigkeitszufuhr von mindestens 2,5 l pro Tag, wobei 1,5 l durch Getränke wie Wasser und Kräutertees gedeckt werden sollen. Trinken ist auch essenziell für unsere Haut. Forscher der Berliner Charité konnten belegen, dass durch Trinken (von Wasser) die Hautvitalität aktiv gefördert wird. Bereits 10 Minuten nach der Flüssigkeitszufuhr wird die Haut besser durchblutet, mit mehr Sauerstoff versorgt und der Hautstoffwechsel angekurbelt. Glatte, geschmeidige Haut hat übrigens einen Wassergehalt von 10–20 %.

Trinken Sie genug? Machen Sie den Kneiftest:
Greifen Sie mit Daumen und Zeigefinger eine Hautfalte am Handgelenk und lassen Sie los. Zieht sie sich gleich zurück, ist Ihr Wasserhaushalt in Ordnung, falls nicht, dann hilft trinken, trinken, trinken.

7. IN DER SAUNA SCHWITZEN

Ein Saunabesuch entspannt nicht nur Körper, Geist und Seele, sondern stärkt auch das Immunsystem, ist ein effektives Herz-Kreislauf-Training und eine gründliche Hautreinigung. Poren öffnen sich, Gift- sowie Schadstoffe gelangen mit dem Schweiß aus dem Körper. Zudem lösen sich Hautschuppen, und die Hautreinigung wird gefördert. Der Wechsel von Heiß und Kalt bringt die Durchblutung in Gang; die Haut sieht rosiger und gesünder aus. Mit unserem zum Gesichtsdampfbad umfunktionierten Body Mist von Seite 46 können Sie zu Hause eine kleine „Gesichtssauna" genießen.

8. SAUERSTOFF – KOSTENLOSER JUNGBRUNNEN

Machen Sie ein Luftbad und tanken Sie frische Luft. Dermatologen der Bochumer Universität haben belegt, dass die Haut nicht nur über die Durchblutung mit Sauerstoff versorgt wird, sondern ihn auch direkt über die natürliche Hautatmung aufnimmt. Bewegung, insbesondere im Freien, ist zudem gut für das Herz-Kreislauf-System, macht den Kopf frei und hellt das Gemüt auf. Kein Wunder, dass wir nach einem ausgedehnten Spaziergang mit einer rosig gesunden Gesichtsfarbe heimkehren!

9. SCHÖNHEITSSCHLAF

Im Schlaf laufen viele körperliche Regenerationsprozesse ab, und auch die Haut stabilisiert ihren natürlichen Säureschutzmantel, Giftstoffe werden abtransportiert, Hautzellen erneuert und freie Radikale bekämpft. Schlafen wir zu wenig oder werden in der Tiefschlafphase gestört, wirkt sich das negativ auf unser Hautbild aus. Falten, dünne Haut, müder Teint oder dunkle Schatten sind die Folge.

10. ENTSPANNEN UND POSITIV DENKEN

Oft erledigen wir Dinge nebenbei, alles muss schnell gehen, und Stress ist unser ständiger Begleiter in einem durchgetakteten Alltag. Die Haut ist Spiegelbild unserer Seele, also auch Abbild unserer psychischen Verfassung. Versuchen Sie daher, sich regelmäßig kleine Auszeiten zu nehmen und etwas *bewusst* zu tun, das *Ihnen* Freude bereitet. Ob Einkaufsbummel, Kaffeekränzchen mit der besten Freundin, mentale Rückbesinnung auf einen schönen Moment oder ein Tag im Home-Spa mit selbst gemachten Beautyprodukten – wichtig ist, dass Sie sich Zeit für sich nehmen und Freude daran haben!

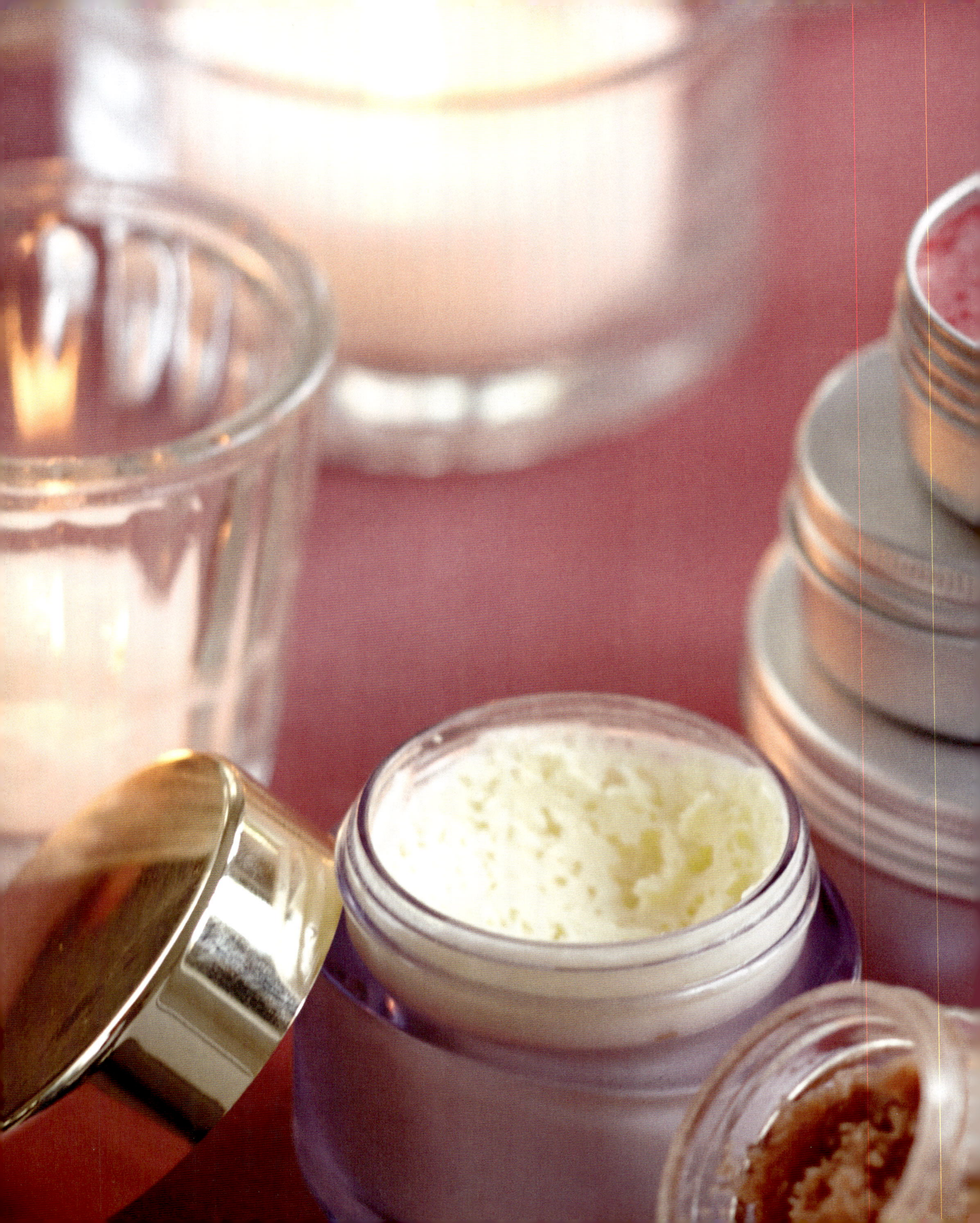

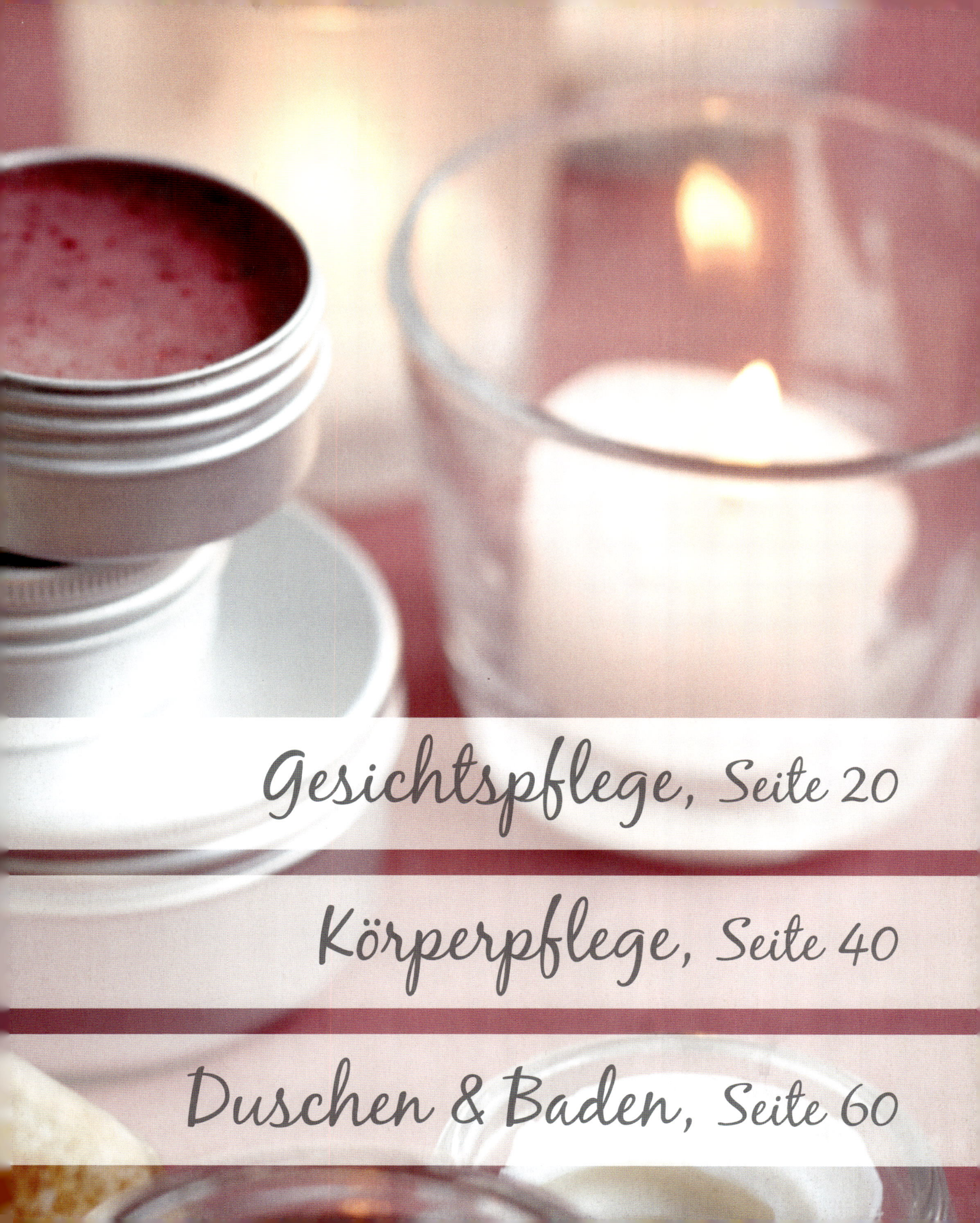

Gelmaske

Mit Chia und Gurke

Die Kombination aus Chiasamen und Gurke verleiht der Haut einen unglaublichen Frischekick und mindert Hautrötungen. Schnell und portionsgenau angerührt, legt sich die Maske kühlend auf die Haut, entspannt und vitalisiert.

SCHWIERIGKEITSGRAD:

ZUTATEN:

30 ml Wasser

1 El Chiasamen

150 g Gurke

1 Tl Hagebuttenkernöl

1 1/2 El Maisstärke

HERSTELLUNG:

Das Wasser lauwarm erhitzen. Die Chiasamen einrühren und ca. 10 Minuten quellen und eindicken lassen. Gelegentlich umrühren. Zwischenzeitlich die Gurke schälen, pürieren und ausdrücken, das ergibt ca. 50 g. In das Chiasamen-Gel rühren. Für einen zusätzlichen Frischekick ca. 5 Minuten in den Kühlschrank stellen. Dann das Hagebuttenkernöl unterrühren. Um die Konsistenz zu verbessern, die Maske mit der Maisstärke abbinden. Vor dem Auftragen nochmals kurz verrühren.

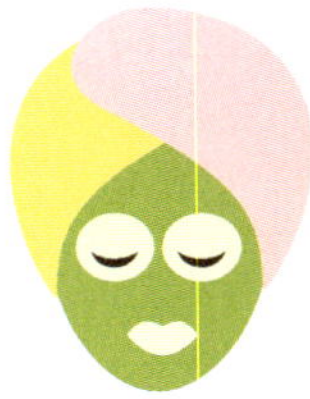

Info

Chia ist eine Pflanzenart aus der Gattung des Salbei und war bereits den Mayas bekannt. Die Samen dieser einjährigen krautigen Pflanze sind sehr reich an Antioxidantien, Proteinen, Ballaststoffen, Vitaminen, Mineralstoffen und Omega-3-Fettsäuren. Gurke besteht zu 95 % aus Wasser. Kein Wunder, dass sie erfrischt und die Haut mit Feuchtigkeit versorgt. Hagebuttenkernöl, auch als „Wildrosenöl" bezeichnet, wird von alters her erfolgreich gegen Narben eingesetzt. Da es die Zellteilung beschleunigt, regeneriert sich das Gewebe schneller. Das Öl sorgt außerdem für eine Verbesserung der Kollagenstruktur.

ANWENDUNG:

1-mal wöchentlich mit etwas Druck auf das zuvor gereinigte Gesicht auftragen. Am besten eignet sich hierfür ein Kosmetikspatel. Mund- und Augenpartie aussparen. 15 Minuten einwirken lassen. Mit kaltem Wasser abspülen.

HALTBARKEIT:

Die Maske sollte möglichst direkt nach der Herstellung angewendet werden. In einem verschlossenen Tiegel hält sie sich im Kühlschrank ca. sieben Tage.

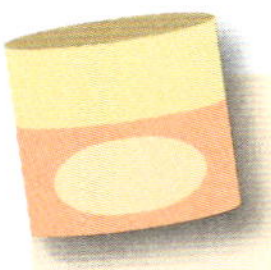

Tipp

Diese Gelmaske ist auch als SOS-Maske bei Mückenstichen oder bei einem leichten Sonnenbrand angenehm. Die Maisstärke kann durch Tonerde oder Sojamehl und die Gurke durch Wassermelone ersetzt werden.

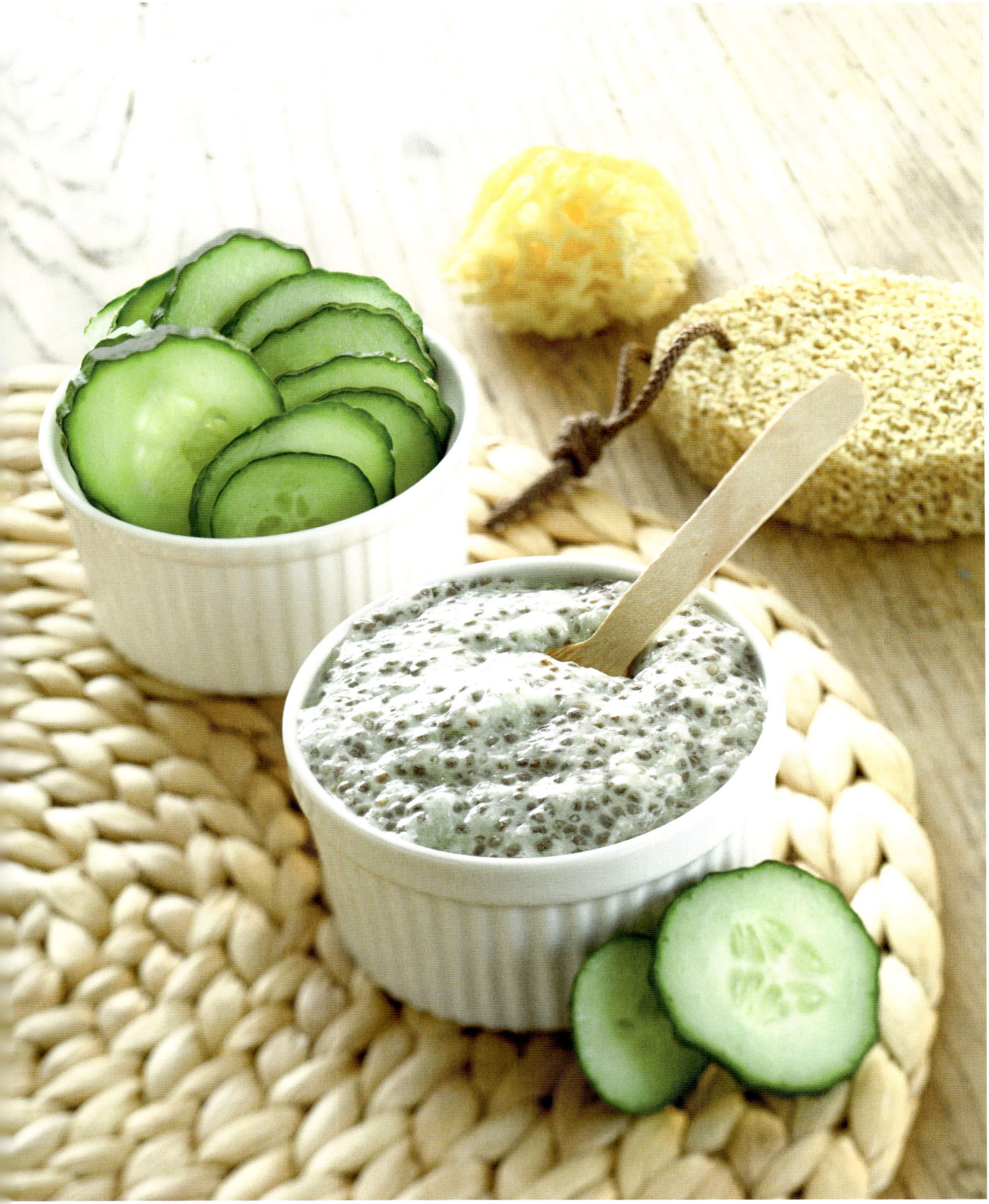

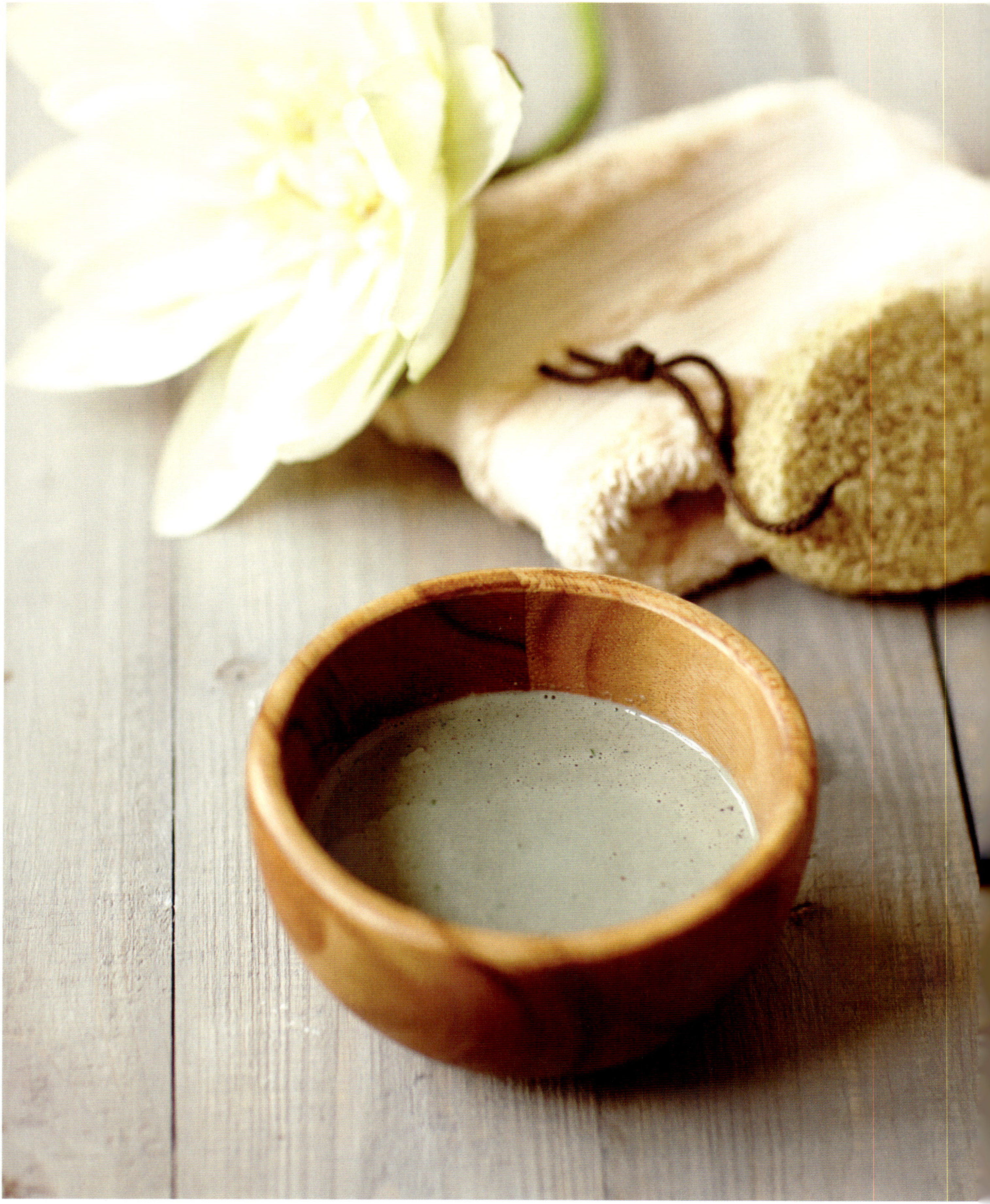

Tomatenmaske

Mit Kresse und Tonerde

Als wohltuende Maske bieten Tomate und Gartenkresse Unreinheiten und überschüssigem Fett die Stirn. Aufgepeppt mit Agavendicksaft und Tonerde freut sich normale, fettige oder unreine Haut über diesen grünen Wellnessbooster.

SCHWIERIGKEITSGRAD:

ZUTATEN:

1 kleine Tomate

1 El Gartenkresse

1 Tl Agavendicksaft

2 El grüne Tonerde

Tipp

Bei trockener oder reifer Haut eignen sich reichhaltigere Zutaten wie Banane oder Avocado. Einfach die Tomate durch eine pürierte Banane oder Avocado ersetzen.

HERSTELLUNG:

Die Tomate mit kochendem Wasser überbrühen, dann die Haut abziehen. Den Stielansatz herausschneiden und das Fruchtfleisch pürieren. Die Gartenkresse waschen, klein schneiden und mit Agavendicksaft und Tonerde sorgfältig unter das Tomatenpüree rühren.

ANWENDUNG:

1-mal wöchentlich auf das zuvor gereinigte Gesicht auftragen, dabei Mund- und Augenpartie aussparen. Zum Auftragen eignet sich ein Kosmetikpinsel sehr gut.

Die Maske 15 Minuten einwirken lassen und danach mit lauwarmem Wasser abspülen.

HALTBARKEIT:

Die Maske sollte möglichst direkt nach der Herstellung angewendet werden. In einem verschlossenen Tiegel hält sie sich im Kühlschrank ca. sieben Tage.

Info

Ton- und Heilerde dürfen nicht mit Metall in Berührung kommen, sonst verliert sich ihre besondere mineralische Struktur. Daher sollten Sie Porzellanschälchen, Kunststoffgeräte oder einen Glasrührstab verwenden. Pulvrige Zutaten sollten in verschlossenen Behältern trocken und dunkel gelagert werden.

Die Tomate enthält viele Vitamine, wirkt porenverfeinernd und erfrischend. Sie entfernt zudem überschüssiges Fett auf der Haut. Kresse gibt einen wunderbar würzigen Frischekick, bekämpft zudem Hautprobleme wie trockene Hautpartien oder aufgeplatzte Lippen. Die Tonerde wirkt antibakteriell und ist ein idealer Konsistenzgeber für Masken aller Art.

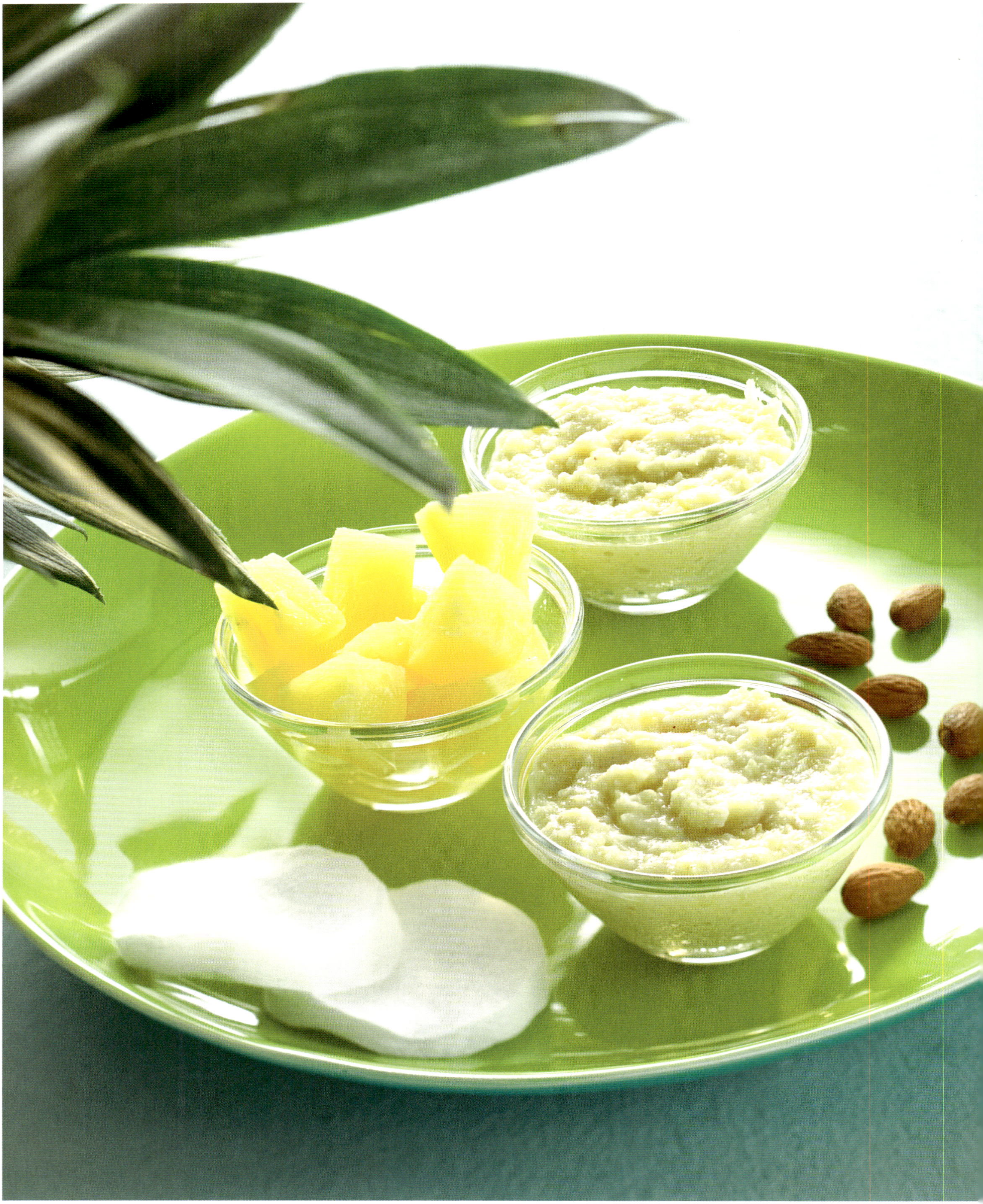

Natürlicher Fruchtsäure-Scrub

Dieses Gesichtspeeling wirkt auf zweifache Art: Die Ananas löst und entfernt mit ihren natürlichen Fruchtsäuren abgestorbene Hautzellen. Die weiche Körnung der Mandeln ergänzt den Peelingeffekt. Zudem wirkt dieses Duo antibakteriell und spendet Feuchtigkeit.

SCHWIERIGKEITSGRAD:

ZUTATEN:

40 g frische Ananas

2 El Natron

2 El gemahlene Mandeln

1 El Pflanzenöl, z. B. Mandel- oder Aprikosenkernöl

HERSTELLUNG:

Die Ananas pürieren und lauwarm erhitzen. Das Natron unter Rühren darin auflösen. Mandeln und Pflanzenöl untermischen.

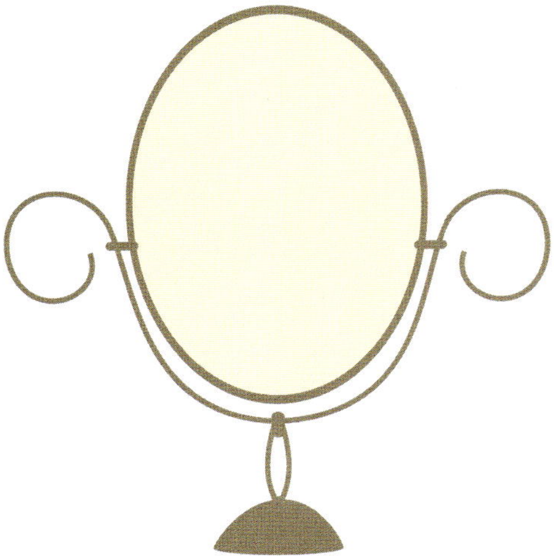

Tipp

Wer zu sensibler Haut neigt, sollte etwas vorsichtig mit der Zugabe von Ananas sein. Zunächst eher geringer dosieren, dafür mehr Mandeln verwenden. Die Dosis dann langsam steigern.

ANWENDUNG:

1- bis 2-mal wöchentlich anwenden (jedoch nicht an zwei aufeinanderfolgenden Tagen). Zunächst das gereinigte Gesicht anfeuchten, dann den Scrub auftragen und in sanft kreisenden Bewegungen das Gesicht peelen. Als Maske kann der Scrub nochmals 3–5 Minuten auf der Haut bleiben. Die Reste mit warmem Wasser abspülen.

HALTBARKEIT:

Der Scrub reicht für zwei Anwendungen und kommt ohne Konservierung aus. Er sollte in einem verschlossenen Tiegel im Kühlschrank lagern und innerhalb von sieben Tagen aufgebraucht werden.

Skin Tonic

Mit Minze, Limette und Ingwer

Einfach und schnell gemacht, weckt das Skin Tonic am Morgen die Lebensgeister. Abends lässt es gestresste Haut aufatmen und geleitet Sie sanft in den Schlaf. Es hat einen dreifachen Effekt: Minze kühlt nicht nur und wirkt erfrischend, sie ist zudem besonders effektiv bei öliger und großporiger Haut. Limette versorgt die Haut mit Vitamin C und Kalium. Ingwer wirkt anregend, vitalisierend und durchblutungsfördernd.

SCHWIERIGKEITSGRAD:

ZUTATEN:

100 ml Wasser

1 Stück frischer Ingwer, etwa daumengroß

1 Handvoll frische Minzeblätter

1 El frischer Limettensaft

10 Tr. ätherisches Litseaöl

12 ml kosmetisches Basiswasser

HERSTELLUNG:

Das Wasser zum Kochen bringen. Den Ingwer schälen und klein schneiden. Zusammen mit der Minze 2 Minuten im Wasser kochen. Vom Herd nehmen und 10 Minuten ziehen lassen. Den Limettensaft dazugeben und abkühlen lassen.

Den Sud durch ein Haarsieb in eine Schüssel gießen. Mit dem Litseaöl beduften und mit dem kosmetischen Basiswasser konservieren. Das fertige Skin Tonic in ein Fläschchen umfüllen.

Tipp

Im Sommer macht sich das Skin Tonic auch toll als Körperspray. Einfach in einen Pumpzerstäuber füllen und Gesicht, Hände und Beine zur Erfrischung damit besprühen.

Info

Bei trockener Haut kann der entfettende Effekt des kosmetischen Basiswassers unangenehm sein. Die Konservierung kann reduziert oder weggelassen werden – wohl wissend, dass sich die Haltbarkeit dann verringert. In diesem Fall ist die Herstellung einer kleineren Menge (z. B. 50 ml) ratsam.

ANWENDUNG:

Das Skin Tonic kurz schütteln und morgens und abends verwenden. Ein paar Tropfen auf ein Wattepad geben und das Gesicht reinigen.

HALTBARKEIT:

Bei kühler Lagerung in einem gut verschlossenen Behälter beträgt die Haltbarkeit ca. vier Wochen.

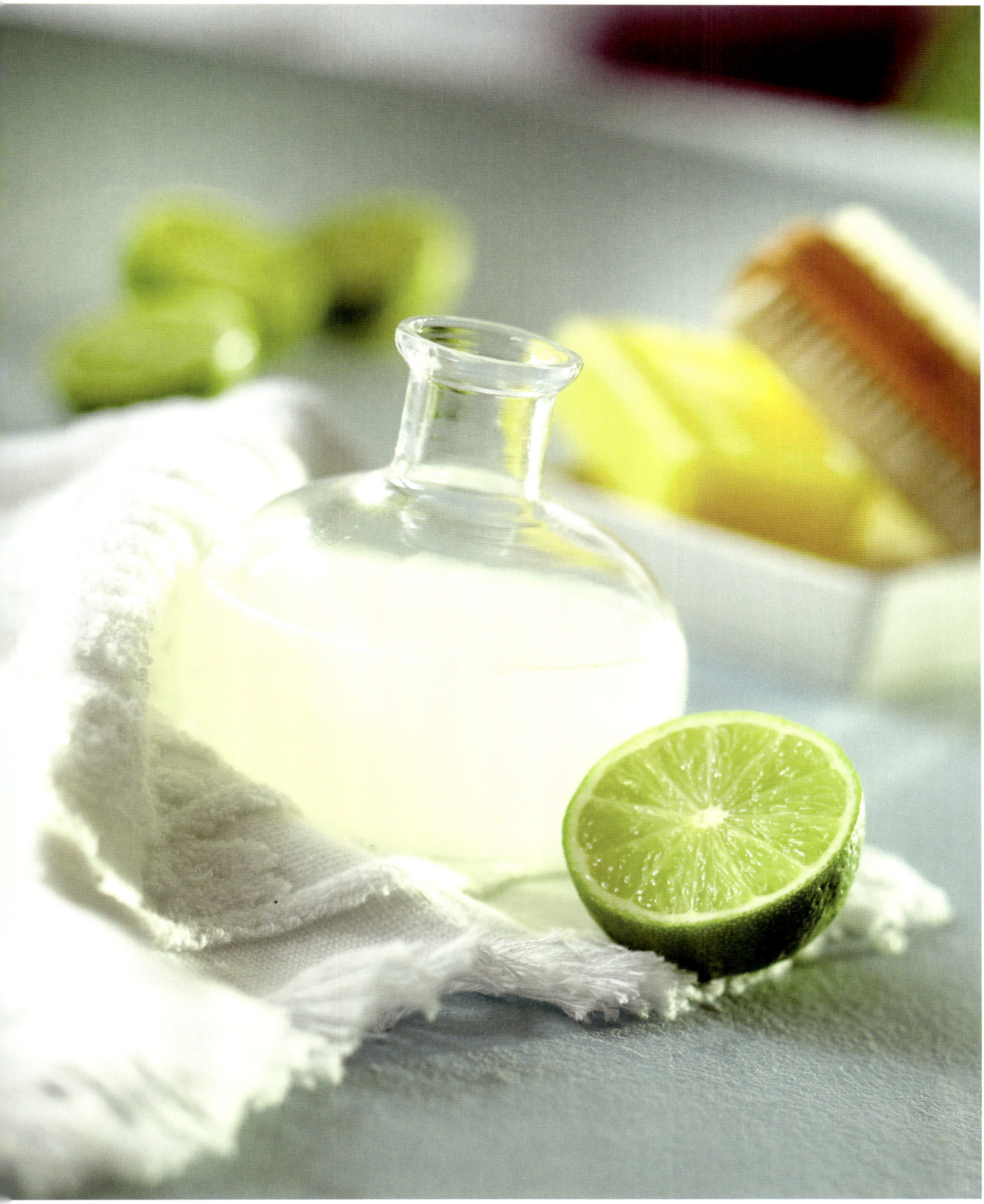

Gesichtscreme

Mit Traubenkernöl und Shea

Wer hat nicht gern eine auf den individuellen Hauttyp abgestimmte Gesichtspflege? Diese Creme ist wunderbar pflegend und schmeichelt dem Teint.

SCHWIERIGKEITSGRAD:

ZUTATEN:

11 ml Traubenkernöl

6 g Sheabutter

3 g Tegomuls (pflanzlicher Emulgator)

25 ml Wasser

2 Tr. Sanddornfruchtfleischöl

1 Tr. Vitamin E

1,25 ml kosmetisches Basiswasser (optional)

Tipp

Sie möchten die Gesichtscreme Ihrem Hauttyp und -zustand anpassen und/oder mit einem zarten Duft versehen? Schauen Sie sich die Tabelle auf Seite 15 an und fügen Sie die entsprechenden Rohstoffe hinzu, oder versuchen Sie folgende Abwandlung einer Creme mit zwei Ölen für fettige und unreine Haut.

8 g Mandelöl
8 g Distelöl
3 g Tegomuls
25 ml Zitronenhydrolat
5 Tr. ätherisches Teebaumöl
1 Tr. Vitamin E
1,25 ml kosmetisches Basiswasser (optional)

Herstellung, Anwendung und Haltbarkeit siehe oben

HERSTELLUNG:

Zunächst ein kaltes Wasserbad vorbereiten. Es wird später benötigt, um die Creme langsam zu kühlen. Stellen Sie sicher, dass der Topf für die Cremeherstellung dicht auf der Wasserbadschüssel aufliegt, damit kein Wasser in die Creme schwappt.

Traubenkernöl und Sheabutter in einem Topf sanft schmelzen. Bei ca. 65 °C das Tegomuls hinzugeben und gut umrühren. Ein batteriebetriebener Milchschäumer eignet sich hierfür bestens. Die Temperatur bei ca. 65 °C halten; mit einem Küchenthermometer prüfen. Parallel in einem zweiten Gefäß das Wasser ebenfalls auf 65 °C erhitzen. Beide Töpfe vom Herd nehmen. Unter ständigem Rühren das Wasser in die Fettmischung gießen. Weiterrühren, auch wenn die Creme zu gerinnen scheint; hier sind einige Minuten Ausdauer gefragt. Den Topf mit der Creme nun in das vorbereitete Wasserbad stellen. Unter Rühren auf Handwärme abkühlen. Dann Sanddornfruchtfleischöl und Vitamin E unterrühren. Soll konserviert werden, zuletzt das kosmetische Basiswasser einarbeiten. Wenn die Konsistenz homogen und cremig ist, kann die Creme in einen Tiegel abgefüllt werden.

ANWENDUNG:

Morgens und abends auf die gereinigte Haut auftragen und sanft einmassieren. Für eine längere Haltbarkeit die benötigte Cremenge nicht mit den Fingern, sondern mit einem Kosmetikspatel entnehmen, der nach jedem Gebrauch zu reinigen ist.

HALTBARKEIT:

Ohne Konservierung beträgt die Haltbarkeit bei kühler Lagerung ca. einen Monat. Mit Konservierung verlängert sich die Haltbarkeit auf ca. drei Monate.

Info

Sanddornfruchtfleischöl hat einen erhöhten Gehalt an Vitamin E und ungesättigten Fettsäuren. Es spendet daher Energie für trockene und pflegebedürftige Haut. Zudem erhält die Creme eine leicht orangefarbene, dem Teint schmeichelnde Tönung, da Sanddornfruchtfleischöl auch reichlich Carotinoide enthält.

Vitamin E kommt hier als Wirkstoff und natürliches Antioxidans zum Einsatz. Die Creme wird so gegen Ranzigwerden geschützt und erhält einen feuchtigkeitsspendenden, regenerierenden und durchblutungsfördernden Wirkstoffbooster.

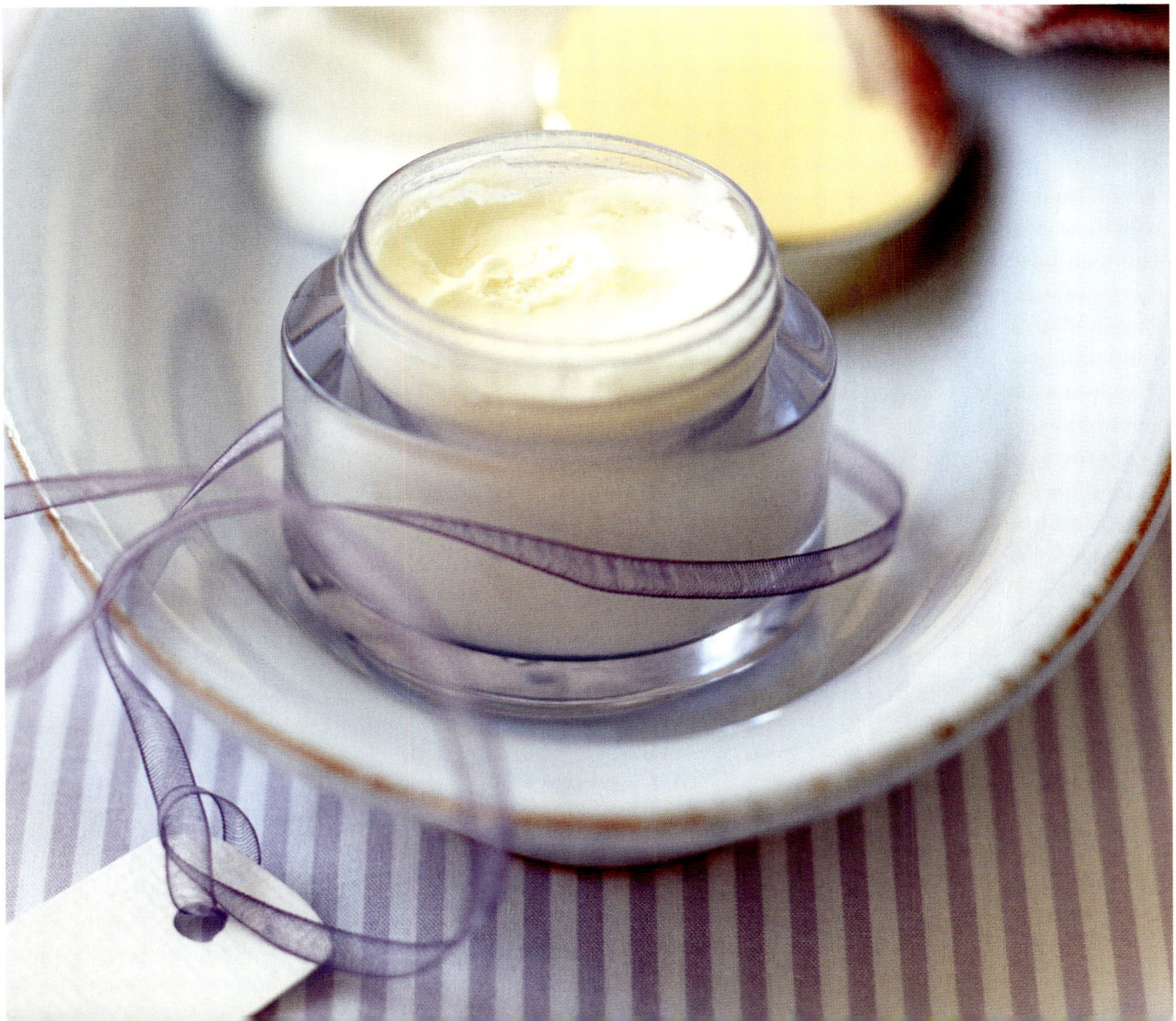

Feuchtigkeitsgel

Mit Pfefferminze und Aloe vera

Für alle, die eine leichte Pflege mögen. Das revitalisierende Feuchtigkeitsgel ist ultrafrisch und ganz einfach in der Herstellung. Pfefferminz, Aloe vera und ein Hauch von Zitrone bringen die Haut in Schwung und sorgen für einen strahlenden Teint. Auch trockene Männerhaut freut sich über diesen Frischekick.

SCHWIERIGKEITSGRAD:

ZUTATEN:

1 g Guarkernmehl (natürlicher Gelbildner)

90 ml Pfefferminzhydrolat

8 Tr. ätherisches Zitronenöl

10 Tr. Aloe vera (10-fach konzentriert)

10 ml kosmetisches Basiswasser

HERSTELLUNG:

Den batteriebetriebenen Milchschäumer bereitstellen, da zügig gearbeitet werden muss. Das Guarkernmehl in das Pfefferminzhydrolat einstreuen und sofort mit dem Milchschäumer verrühren, um Klümpchenbildung zu vermeiden. Rasch entsteht eine gelartige Konsistenz. Das Gel ca. 10 Minuten quellen lassen. Dann Zitronenöl, Aloe vera und kosmetisches Basiswasser unterrühren. In einen Pumpspender oder Cremetiegel abfüllen.

Tipp

Ein tolles Produkt für alle, die eine leichte Hautpflege schätzen. Auch dieses Gel lässt sich individuell anpassen. Für eine feminin-romantische Note bietet sich ein Gel auf der Basis von Rosenwasser (anstelle von Pfefferminzhydrolat) an, das mit ätherischem Rosenöl zusätzlich beduftet werden kann.

Info

Aloe vera ist ein exzellenter Feuchtigkeitsspender. Das Konzentrat wird aus frischem Aloe-vera-Saft gewonnen und mit Kaliumsorbat sanft konserviert. Aloe vera wirkt zudem antimikrobiell und kühlend und eignet sich hervorragend für trockene und rissige Haut. Die Konzentration beträgt 1–5 %; das Konzentrat sollte stets in das abgekühlte Endprodukt eingerührt werden.

ANWENDUNG:

Am besten morgens nach der Gesichtsreinigung auftragen und etwa 10 Minuten einziehen lassen. Das pflegende Feuchtigkeitsgel ist eine ideale Make-up-Grundlage.

HALTBARKEIT:

Produkte mit Guarkernmehl sind anfällig für Keime. Daher ist eine Konservierung ratsam. Ohne Konservierung beträgt die Haltbarkeit bei kühler Lagerung ca. einen Monat. Mit Konservierung verlängert sich die Haltbarkeit auf ca. drei Monate.

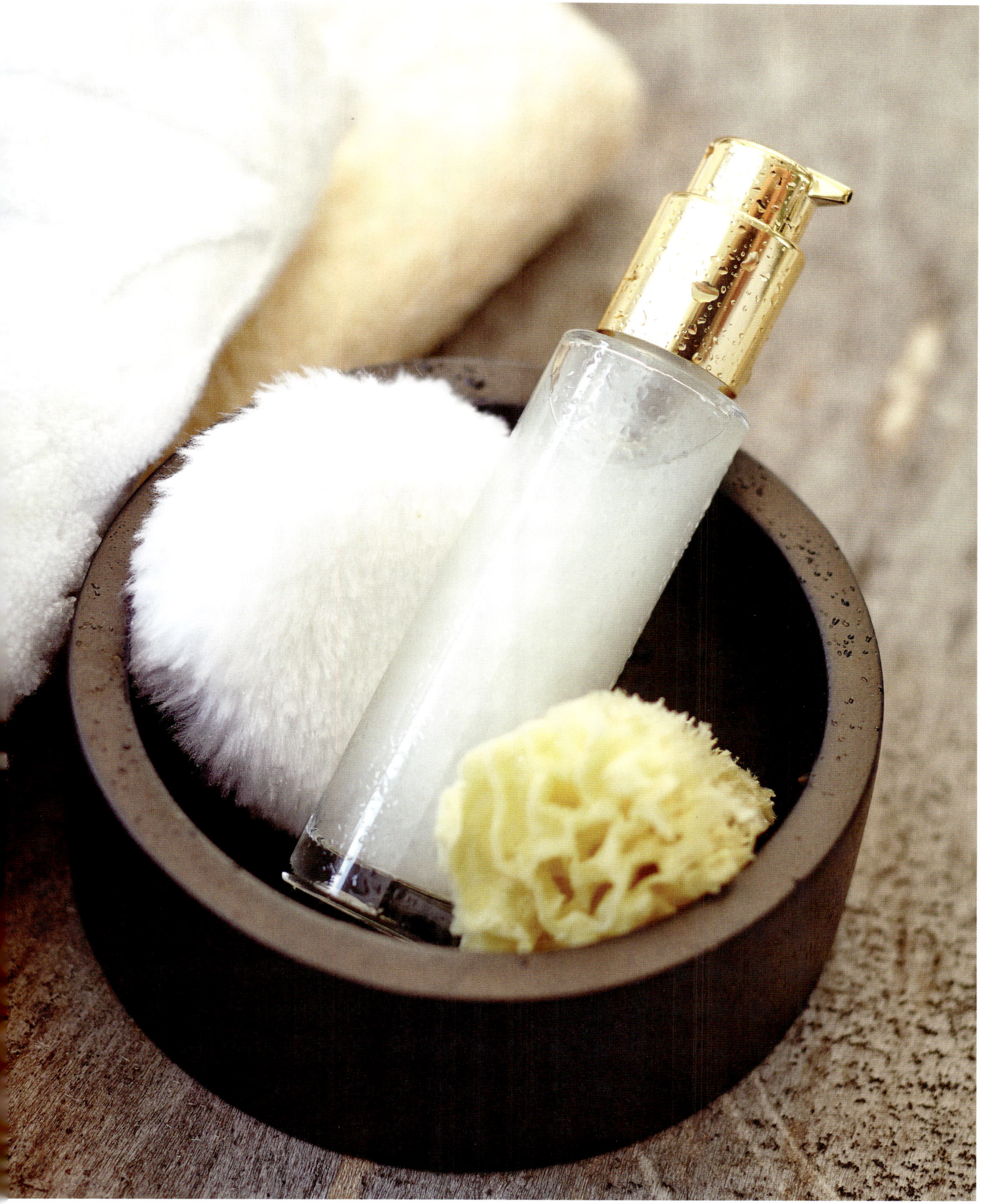

Fruchtiger Lippenbalsam

Die perfekte Lippenpflege für das ganze Jahr. Mit diesem kleinen Pflegebegleiter wird die empfindliche Lippenhaut genährt und vor Umwelteinflüssen geschützt. Samtig weiche, glatte und gesunde Lippen sind das Resultat. Ätherisches Orangenblütenöl verleiht der Pflege einen herrlich dezenten Duft.

SCHWIERIGKEITSGRAD:

ZUTATEN:

22 g Kakaobutter

10 ml Pflanzenöl, z. B. Jojobaöl

2 Tr. ätherisches Neroliöl (Orangenblütenöl)

Tipp

Sie können statt Jojobaöl auch Raps-, Oliven- oder Sojaöl verwenden oder den Duft variieren, z. B. mit ätherischem Pfefferminzöl, das für einen klaren Kopf sorgt, oder ätherischem Lavendelöl, das die Nerven beruhigt.

HERSTELLUNG:

Die Kakaobutter in einem kleinen feuerfesten Gefäß (z. B. einem Becherglas) bei mittlerer Temperatur schmelzen. Das Pflanzenöl unterrühren und das Gefäß vom Herd nehmen. Abkühlen lassen, bis das Fettgemisch heller wird – ein Zeichen dafür, dass es aushärtet. Mit dem Neroliöl beduften. Nochmals verrühren, in ein kleines Döschen füllen und vollständig aushärten lassen.

ANWENDUNG:

Nach Belieben anwenden.

HALTBARKEIT:

Bei entsprechender hygienischer Verwendung beträgt die Haltbarkeit etwa sechs Monate.

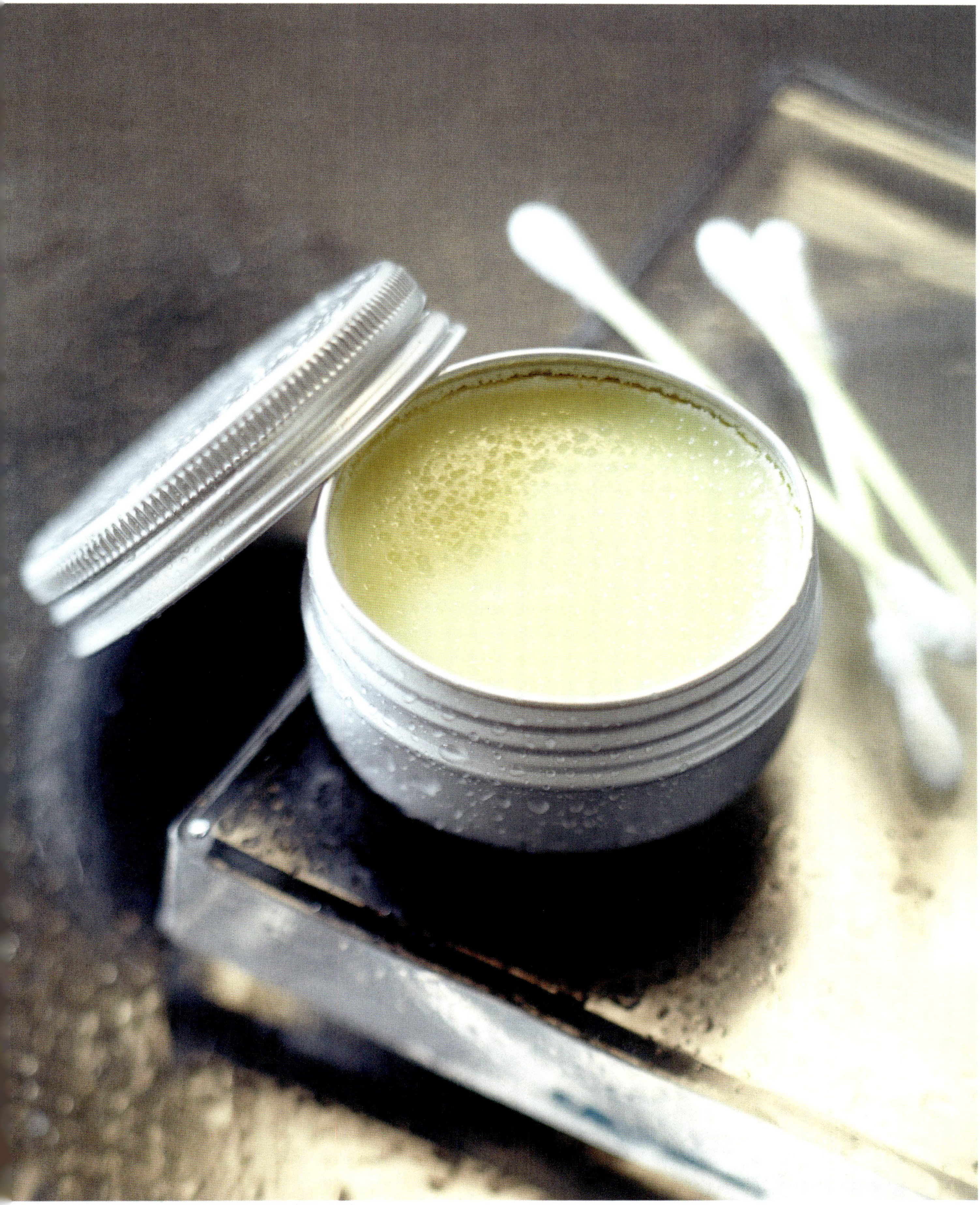

Zuckersüßes Lippenpeeling

Trockene, spröde Lippen – das war einmal! Mit diesem zuckersüßen Lippenpeeling sind schmeichelzarte Lippen garantiert. Durchblutung und Zellregeneration werden angeregt, Schmutz und Giftstoffe abtransportiert.

SCHWIERIGKEITSGRAD:

ZUTATEN:

1 El Avocadobutter

1 El Ahornsirup

1 El brauner Roh-Rohrzucker

1 El Xylit (Birkenzucker)

Info

Ist die Avocadobutter zu warm, lösen sich Roh-Rohrzucker und Xylit auf und verlieren damit ihre sanft schmirgelnden Eigenschaften. Das Fett darf daher nicht flüssig werden, sondern muss eine cremige Konsistenz haben.

HERSTELLUNG:

Die Avocadobutter kurz erwärmen, bis sie eine streichfähige Konsistenz hat, aber nicht verflüssigt. Ahornsirup, Roh-Rohrzucker und Xylit einrühren. In einen kleinen Tiegel füllen.

ANWENDUNG:

1-mal wöchentlich anwenden. Ein wenig Peeling auf die Fingerspitzen geben und sanft die Lippen damit massieren. Das Peeling kurz einwirken lassen und anschließend mit warmem Wasser abspülen.

HALTBARKEIT:

Die Haltbarkeit beträgt ca. sechs Wochen.

Tipp

Das Rezept lässt sich ganz einfach variieren: Ahornsirup durch Agavendicksaft oder Birnendicksaft, Avocadobutter durch Shea- oder Mangobutter ersetzen. Xylit, ein pflanzlicher Zucker, der aus der Birkenrinde gewonnen wird, kann auch weggelassen bzw. durch weiteren Roh-Rohrzucker ersetzt werden.

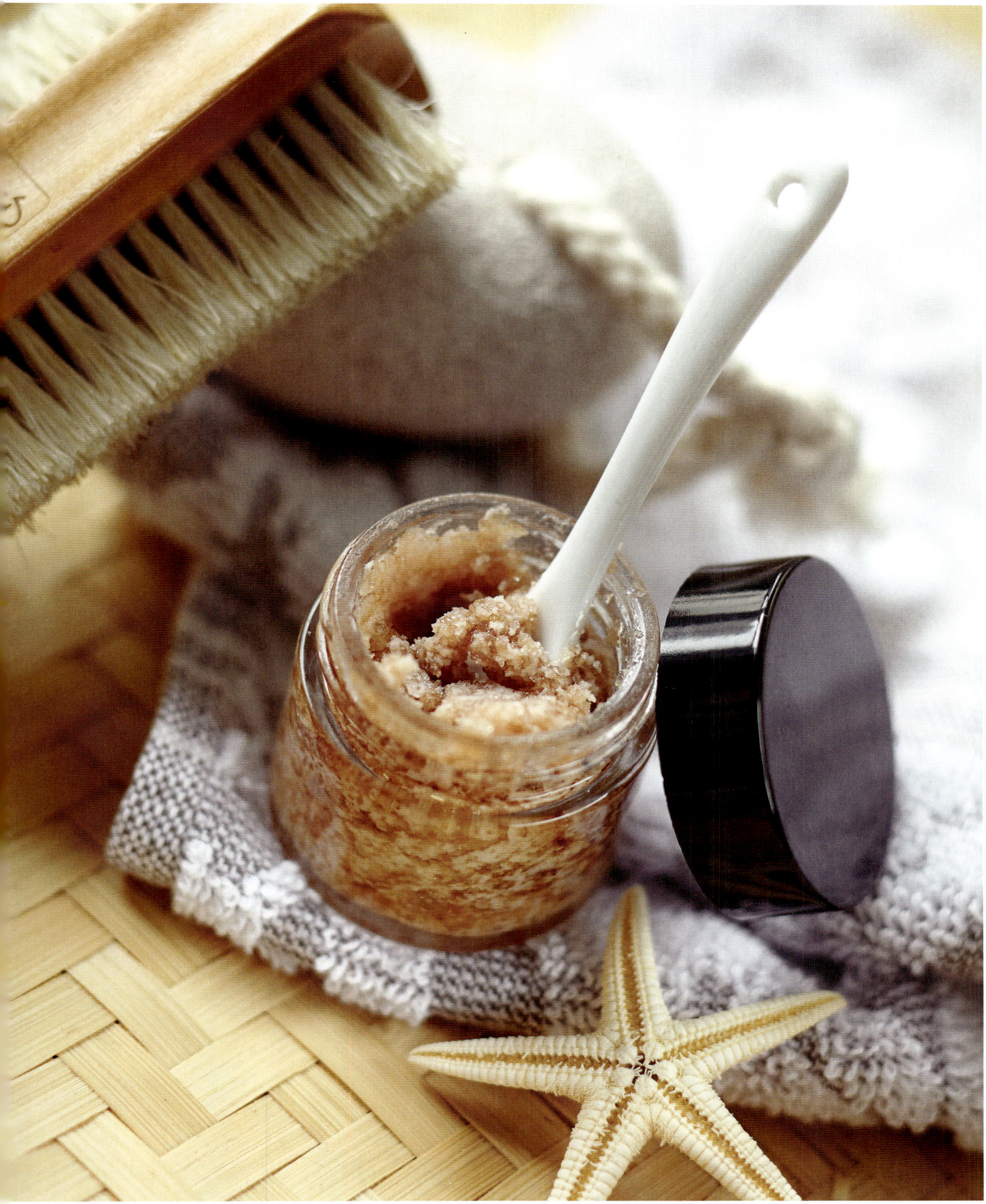

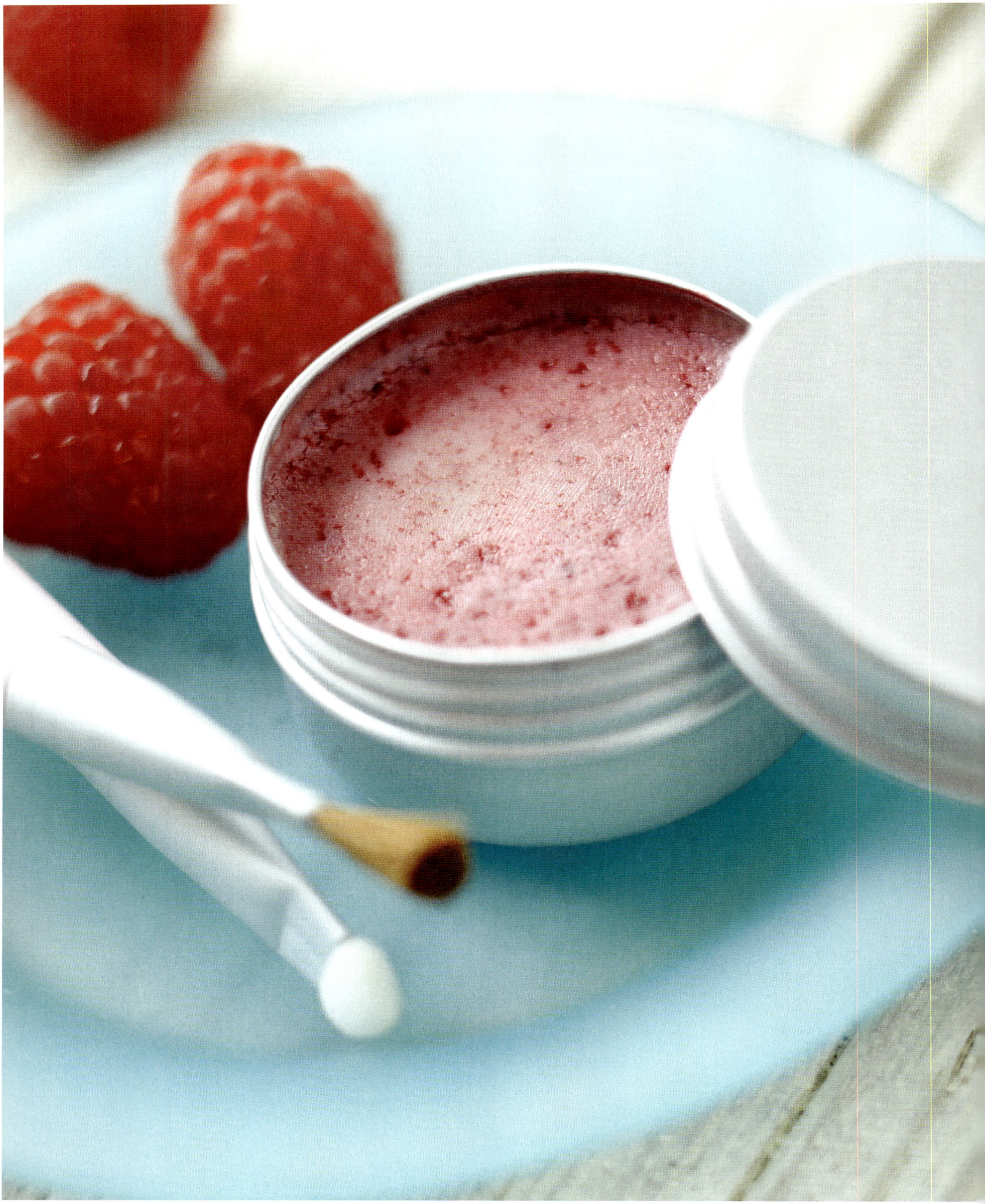

Lipgloss „Raspberry Swirl“

Fruchtig und mit zartem Schimmer – mit diesem selbst gemachten Lipgloss zaubern Sie einen sanften Farbton auf Ihre Lippen. Verwenden Sie frische Früchte aus dem Garten oder lassen Sie sich vom saisonalen Angebot im Supermarkt inspirieren. Der Lipgloss ist im Handumdrehen angerührt, und für die übrig gebliebenen Früchte finden Sie bestimmt eine leckere Verwendung.

SCHWIERIGKEITSGRAD:

ZUTATEN:

ca. 10 Himbeeren

10 g Beerenwachs

20 g Mangobutter

5 ml Pflanzenöl, z. B. Sojaöl

1/4 Tl Maisstärke

Tipp

Wenn keine frischen Himbeeren erhältlich sind, können Sie auch Tiefkühlhimbeeren verwenden. Andere Früchte wie Brombeere, Erdbeere, Kirsche oder Granatapfel (oder eine Mischung daraus) eignen sich ebenfalls hervorragend. Je dunkler die Früchte, desto intensiver die Farbe des Lipgloss.

HERSTELLUNG:

Die Himbeeren mit einer Gabel zerdrücken. Wenn sie nicht saftig genug sind, eventuell etwas süßen. Das Beerenwachs in einem kleinen feuerfesten Gefäß (z. B. einem Becherglas) bei mittlerer Temperatur schmelzen. Die Mangobutter zufügen und ebenfalls schmelzen. Vom Herd nehmen und das Sojaöl einrühren. Die Himbeeren mit einem batteriebetriebenen Milchschäumer rühren, bis die Masse cremig ist. Ca. 2 Tl Himbeermus in die Mischung mit den Fetten und Ölen geben. Mit der Maisstärke abbinden und mit dem Milchschäumer rühren, bis eine rosafarbene homogene Masse entstanden ist. In einen kleinen Tiegel oder eine Lippenstifthülse füllen und im Kühlschrank fest werden lassen.

Info

Für selbst gemachte Lippenpflege eignen sich Lippenstifthülsen sehr gut. Sie sind hygienisch, da die Lippenpflege direkt auf die Lippen aufgetragen und nicht mit den Fingern entnommen wird. Lippenstifthülsen gibt es in vielen Farben und übers Internet recht preiswert zu beziehen. Die Leerhülsen sind direkt flüssig befüllbar und fassen in der Regel 7 g.

ANWENDUNG:

Nach Lust und Laune auf die Lippen auftragen.

HALTBARKEIT:

Die Haltbarkeit beträgt ca. einen Monat. Ohne frische Zutaten (Himbeeren und Maisstärke) beträgt die Haltbarkeit ca. sechs Monate.

Pflegender Wimpernbalsam

Dieser schnelle Wimpernbalsam fördert über Nacht die Regeneration der Wimpern und macht sie kräftig und glänzend schön. Ein intensiver Blick und ein Augenaufschlag mit Wow-Effekt sind garantiert.

SCHWIERIGKEITSGRAD:

ZUTATEN:

5 g Kakaobutter

10 ml Rizinusöl

HERSTELLUNG:

Die Kakaobutter in einem kleinen feuerfesten Gefäß sanft schmelzen. Vom Herd nehmen und das Rizinusöl einrühren. In einen Tiegel füllen und kalt werden lassen.

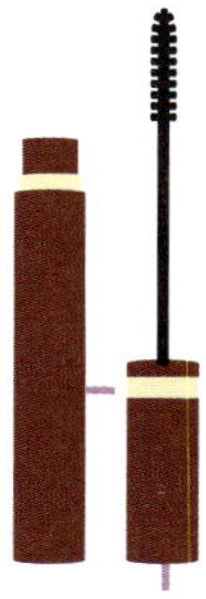

Info

Rizinusöl ist bekannt als probates Pflegemittel für sprödes, trockenes Haar. Zudem unterstützt es das Haarwachstum und kräftigt die Haare. Da das Auge und die Hautpartie rund um das Auge sehr sensibel sind, sollte die Erstanwendung eher sparsam erfolgen und beobachtet werden, ob Rötungen oder allergische Reaktionen auftreten.

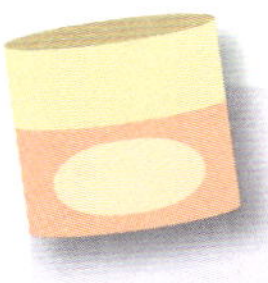

Tipp

Der Balsam ist auch bestens als Kur für Augenbrauen und Haarspitzen geeignet. Das saubere Mascarabürstchen in den Wimpernbalsam tauchen und die Augenbrauen gegen den Strich kämmen oder den Balsam in die Haarspitzen einarbeiten. Über Nacht als Kur anwenden und morgens die Reste abnehmen bzw. die Haare waschen.

ANWENDUNG:

Abends mit einem ausgedienten, sauberen und desinfizierten Mascarabürstchen auf die Wimpern auftragen und über Nacht einwirken lassen. Am Morgen die Reste des Pflegebalsams mit einem sanften Augen-Make-up-Entferner abnehmen.

HALTBARKEIT:

Die Haltbarkeit beträgt ca. sechs Monate.

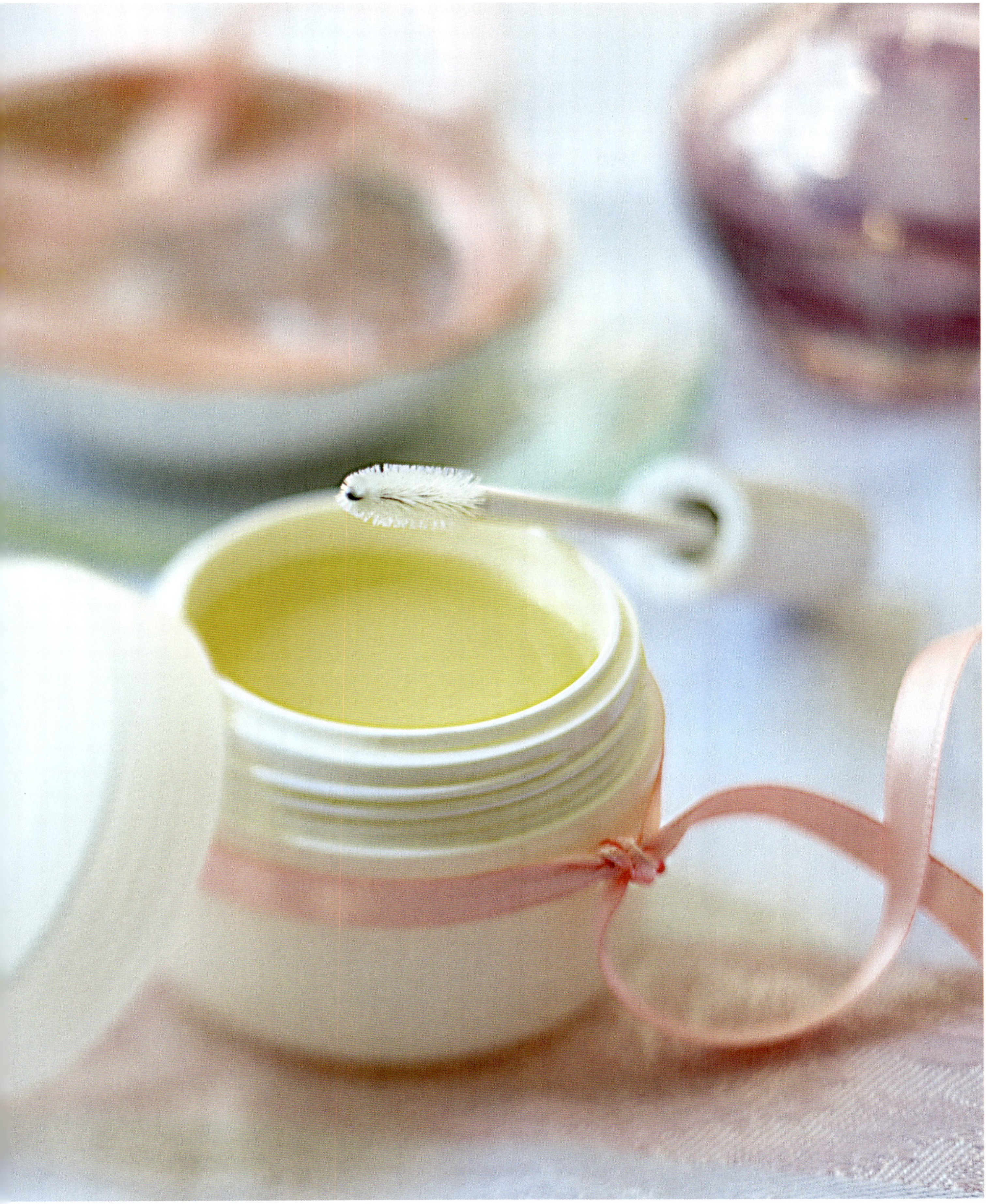

Luftige Körperbutter

Mit Estragon und Blutorange

Eines meiner absoluten Lieblingsrezepte! Es ist leicht in der Herstellung, aber sehr wirkungsvoll. Mit ihren tollen rückfettenden und schützenden Eigenschaften sind Sheabutter und Calendulaöl ein wahres Powerpaar. Vor allem im Winter ist beanspruchte und trockene Haut dankbar dafür. Zudem frischt die Farbe des Calendulaöls blasse Winterhaut auf.

SCHWIERIGKEITSGRAD:

ZUTATEN:

100 g Sheabutter

12 ml Calendulaöl

5 Tr. ätherisches Blutorangenöl

5 Tr. ätherisches Estragonöl

1 Tr. Vitamin E

Tipps

Zum Steifschlagen nutze ich am liebsten einen Messbecher, also ein eher hochwandiges Gefäß. Außerdem verwende ich nur einen der beiden Quirle des elektrischen Handrührers.

Die Körperbutter kann in ihrer Konsistenz leicht verändert werden. Durch Erhöhung des flüssigen Anteils (Öl) wird sie immer sämiger. Zudem kann das Öl gemäß der Rohstofftabelle auf Seite 15 an den Hauttyp angepasst werden.

Die Körperbutter eignet sich als Kur auch gut für raue Füße. Die Füße etwas dicker eincremen, einen Moment warten, Socken anziehen und über Nacht einwirken lassen.

Info

Sheabutter gibt es in einer raffinierten (*refined*, destilliert) und einer nativen (*unrefined*, unraffiniert, naturbelassen) Variante. Raffiniert bedeutet, dass die zerstampfte Sheamasse auf 150 °C erhitzt und dann verdampft wird. Bei der Abkühlung/Kondensation entsteht eine weiße, geruchsneutrale Masse. Bei der Raffinierung gehen allerdings auch viele wertvolle pflegende Inhaltsstoffe verloren. Bei nativer, unraffinierter Sheabutter wird die Masse auf 50–60 °C erhitzt. Heilende und pflegende Substanzen bleiben erhalten. Jedoch zeichnet sich native Sheabutter durch einen von vielen als ranzig empfundenen Geruch aus, der gerade in Pflegeprodukten unangenehm wirkt.

HERSTELLUNG:

Die Sheabutter in ein Gefäß geben und mit dem elektrischen Handrührer luftig aufschlagen. Nach und nach Calendulaöl, ätherische Öle und Vitamin E unter Rühren dazugeben, bis die Masse eine luftig-fluffige Konsistenz hat. In ein Gefäß abfüllen.

ANWENDUNG:

Die reichhaltige Körperbutter auf den Körper auftragen und einziehen lassen.

HALTBARKEIT:

Die Haltbarkeit beträgt ca. sechs Monate.

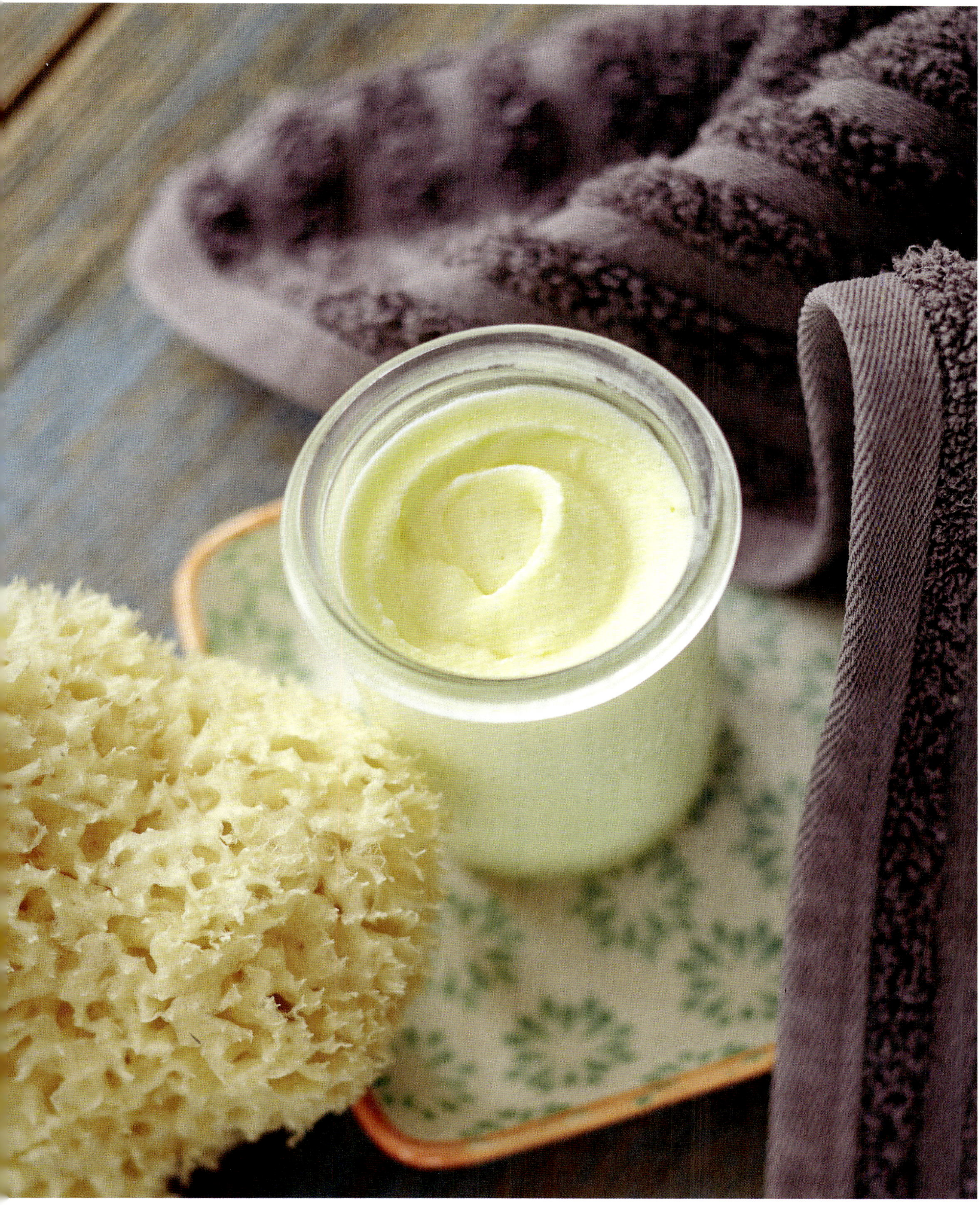

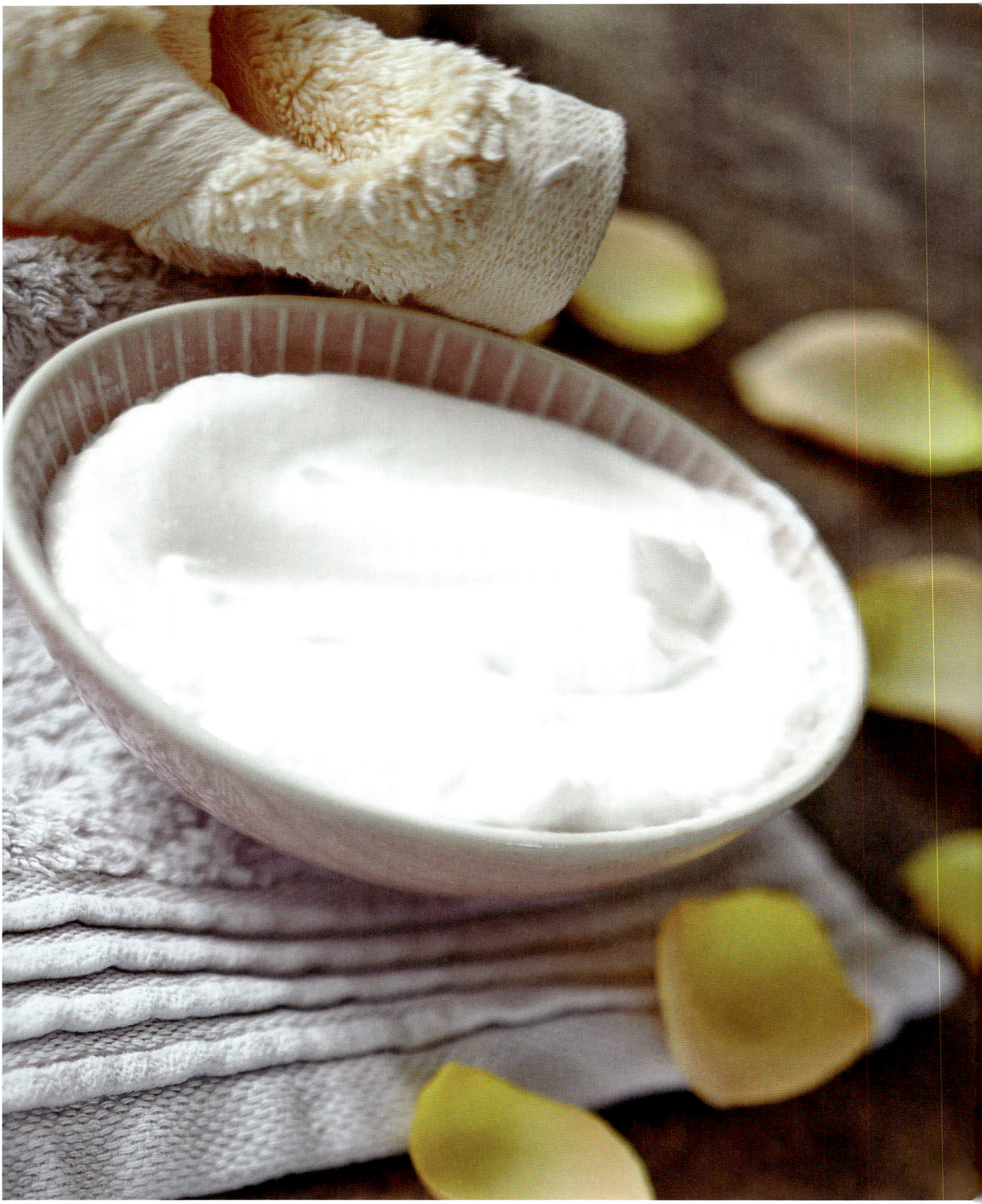

Körperlotion „Flora“

Mit Rosenwasser und Ylang Ylang

Diese Körperlotion ist eine Wohltat für Ihre Haut. Das milde Sonnenblumenöl strotzt vor ungesättigten Fettsäuren und Vitamin E und ist ein preiswertes, mildes Basisöl. Das Rosenwasser duftet sinnlich und erzeugt zusammen mit Ylang Ylang eine liebliche, feminine Note.

SCHWIERIGKEITSGRAD:

ZUTATEN:

20 ml Sonnenblumenöl

8 g Tegomuls

150 ml Rosenwasser

15 Tr. ätherisches Ylang-Ylang-Öl

5 ml Vitamin E

15 ml kosmetisches Basiswasser (optional)

HERSTELLUNG:

Zunächst ein kaltes Wasserbad vorbereiten. Es wird später benötigt, um die Körperlotion langsam zu kühlen. Stellen Sie sicher, dass der Topf für die Lotionherstellung dicht auf der Wasserbadschüssel aufliegt, damit kein Wasser in die Körperlotion schwappt.

Das Sonnenblumenöl auf dem Herd auf 65 °C erhitzen und das Tegomuls einrühren. Ein batteriebetriebener Milchschäumer eignet sich hierfür gut. Auf ca. 65 °C halten; mit einem Küchenthermometer prüfen. Parallel in einem zweiten Gefäß das Rosenwasser ebenfalls auf 65 °C erhitzen. Beides vom Herd nehmen. Unter ständigem Rühren das Rosenwasser zu der Öl-Tegomuls-Mischung geben. Weiterrühren, auch wenn die Lotion zu gerinnen scheint. Hier sind einige Minuten Ausdauer gefragt. Das Gefäß mit der Lotion in das vorbereitete Wasserbad stellen, weiterrühren und auf Handwärme abkühlen. Ätherisches Öl, Vitamin E und optional kosmetisches Basiswasser unterrühren, bis die Konsistenz cremig und homogen ist. Die fertige Körperlotion abfüllen.

ANWENDUNG:

Die Lotion nach Belieben auf dem Körper auftragen.

HALTBARKEIT:

Ohne Konservierung beträgt die Haltbarkeit bei kühler Lagerung ca. einen Monat. Mit Konservierung verlängert sich die Haltbarkeit auf ca. drei Monate.

Tipp

Es kann passieren, dass die mit Tegomuls emulgierte Körperlotion in den ersten Tagen „weißelt“ und einen weißen Film auf der Haut hinterlässt. Lassen Sie in diesem Fall Ihr Produkt ca. 3–5 Tage ruhen, dann sollte der Effekt verschwunden sein.

Dekolletémaske

Mit Avocado und Kokos

Die Avocado ist ein Feuchtigkeitsbooster und war dank ihrer gesundheitsfördernden und kulinarischen Eigenschaften schon bei den Azteken beliebt. Mit ihren vielen ungesättigten Fettsäuren und den Vitaminen A, B und E stärkt die Avocado die Haut, regt zur Bildung neuer Zellen an und verlangsamt den Alterungsprozess. Durch die Sojamilch wird die Haut schön zart und geschmeidig. Die Kokosraspel entfernen sanft abgestorbene Hautzellen und befreien die Poren.

SCHWIERIGKEITSGRAD:

ZUTATEN:

1/2 reife Avocado

1 El Sojamilch

10 g Sojamehl

1/2 El Kokosraspel

Tipp

Die Kokosraspel können auch weggelassen oder durch andere sanft schmirgelnde Substanzen ersetzt werden. Eine Kombination von Avocado und Banane bietet zudem die Möglichkeit, Abwechslung in dieses Rezept zu bringen.

HERSTELLUNG:

Die Avocado schälen, entsteinen und pürieren. Sojamilch, Sojamehl und Kokosraspel sorgfältig unterrühren.

ANWENDUNG:

Die Paste 1–2 Minuten in sanft kreisenden Bewegungen auf die gereinigte Dekolleté- und Halspartie auftragen. Mit einem Handtuch bedecken und 10 Minuten einwirken lassen. Die Reste mit lauwarmem Wasser abnehmen und die Haut trocken tupfen.

HALTBARKEIT:

Die Dekolletémaske sollte möglichst direkt nach der Herstellung angewendet werden. In einem verschlossenen Tiegel hält sie sich im Kühlschrank ca. sieben Tage.

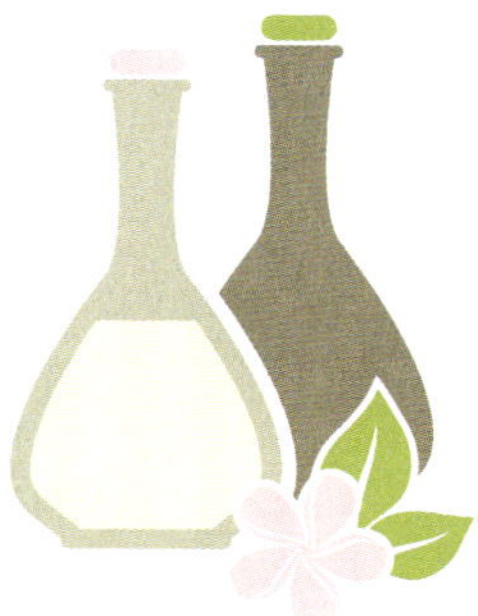

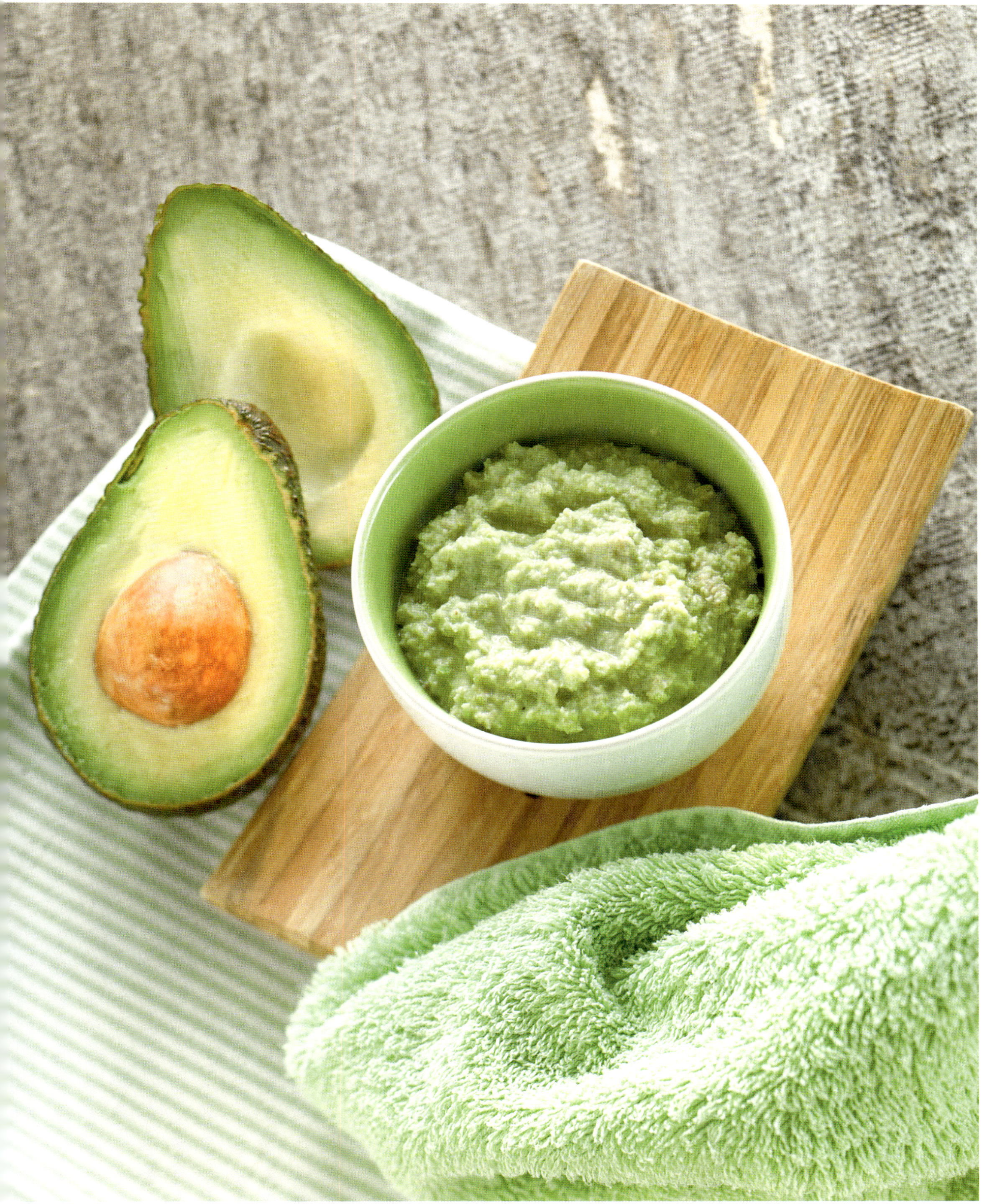

Body Mist „My Rosemary"

Es ist schön, frische Kräuter in seine Kosmetik zu integrieren. Doppelte Freude macht es, wenn sie sogar aus dem eigenen Garten, vom Balkon oder von der Fensterbank stammen. Für dieses duftende Körperspray wird Rosmarin verwendet, der die Hautdurchblutung stimuliert und die Körperkräfte aktiviert.

SCHWIERIGKEITSGRAD:

ZUTATEN:

30 g getrockneter Rosmarin

400 ml Wasser

40 ml kosmetisches Basiswasser

Info

Frischen Rosmarin kann man einfach einige Tage an der Luft, schneller aber im Backofen trocknen. Den frischen Rosmarin waschen, verlesen (welke Blätter und holzige Stiele entfernen) und etwas klein schneiden. Ein Backblech mit Backpapier auslegen und den Rosmarin darauf verteilen. Bei niedrigster Temperatur ca. 2½ Stunden im Ofen lassen. Dann den Rosmarin komplett erkalten lassen. In ein Gefäß abfüllen und trocken lagern.

Tipps

Lust auf Veränderung? Dann einfach den Body Mist der Stimmung anpassen: Mit Kamille wirkt das Körperspray beruhigend, mit Salbei straffend und adstringierend, mit Löwenzahn antibakteriell und entzündungshemmend.

Machen Sie aus diesem Body Mist ein *facial steam*! Hinter der englischen Bezeichnung verbirgt sich nichts anderes als ein Gesichtsdampfbad, wie es in erster Linie bei Erkältungen angewendet wird. Dabei ist es die perfekte Vorbereitung für Ihre Beautyroutine, denn ein Gesichtsdampfbad öffnet Poren, transportiert Giftstoffe nach außen und regt die Durchblutung an. Einfach etwas getrockneten Rosmarin in Wasser aufkochen, etwas abgekühlt in eine Schüssel geben, Handtuch über den Kopf und 5 Minuten über der Schüssel tief einatmen. Das Gesicht trocken tupfen und beispielsweise die Tomatenmaske mit Gartenkresse und Tonerde von Seite 23 auftragen.

HERSTELLUNG:

Das Wasser aufkochen. Den Rosmarin in einer Schüssel damit übergießen und zugedeckt erkalten lassen. Den Sud durch ein Haarsieb in eine zweite Schüssel gießen. Das kosmetische Basiswasser hinzugeben. In einen Pumpzerstäuber abfüllen.

ANWENDUNG:

Den Body Mist mit etwas Abstand auf den Körper sprühen.

HALTBARKEIT:

In einem gut verschlossenen Behälter beträgt die Haltbarkeit bei kühler Lagerung ca. zwei Monate.

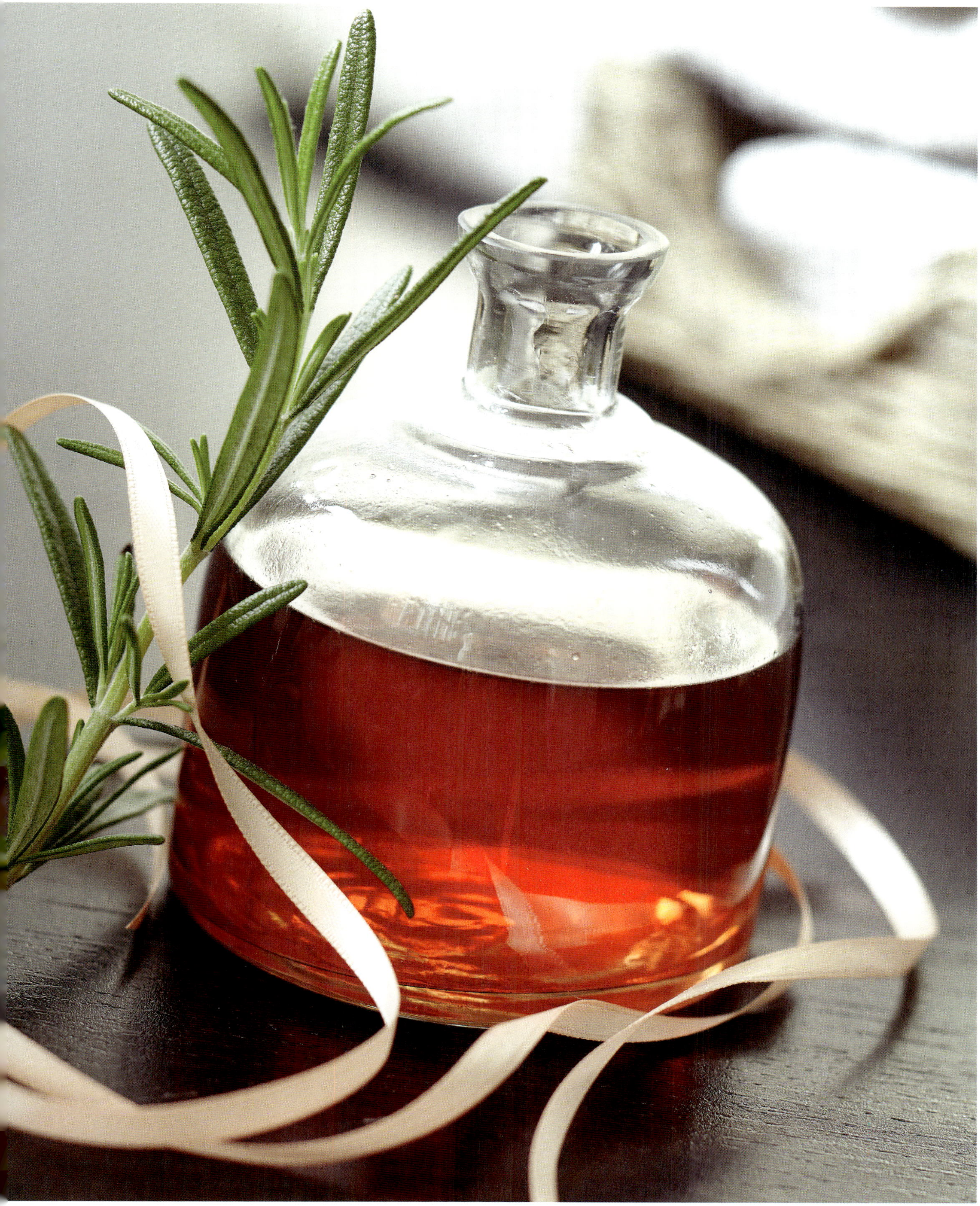

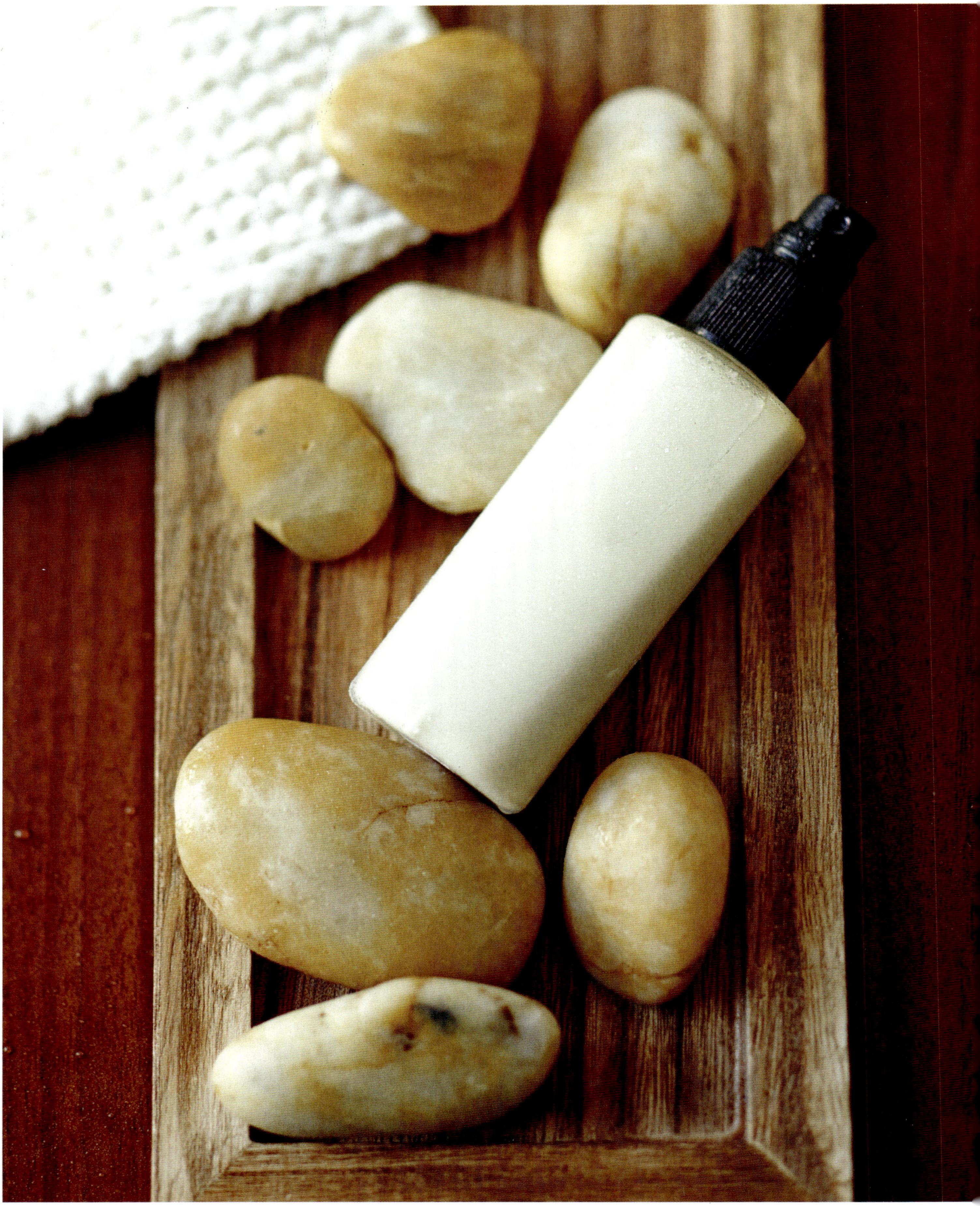

Deospray „Pura natura"

Ohne Aluminium und Alkohol

Dieses vegane Naturdeo auf Natronbasis ist eine hautfreundliche Alternative zu gängigen Chemiebomben in der Achselhöhle.

SCHWIERIGKEITSGRAD:

ZUTATEN:

90 ml Hamameliswasser

1½ El Natron

1 El weiße Tonerde (Kaolin)

1 El Kieselerde

10 Tr. ätherisches Teebaumöl

HERSTELLUNG:

Das Hamameliswasser leicht erwärmen. Das Natron einstreuen und rühren, bis es sich aufgelöst hat. Ton- und Kieselerde unterrühren und mit dem Teebaumöl beduften. In einen Pumpzerstäuber abfüllen.

ANWENDUNG:

Das Hamameliswasser setzt sich nach einer Weile ab, was nicht weiter bedenklich ist. Vor Gebrauch deshalb kurz schütteln. Auf die gereinigte und trockene Haut unter den Achseln auftragen.

HALTBARKEIT:

Die Haltbarkeit beträgt ca. sechs Wochen.

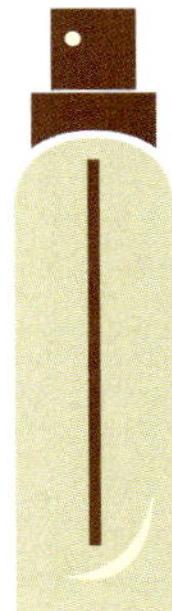

Info

Schwitzen ist eine der sinnvollsten und gesündesten Körperfunktionen, aber unangenehmen Körpergeruch will verständlicherweise niemand. Viele herkömmliche Deos gehen mit effektiven, aber auch schädlichen Aluminiumsalzen und Alkohol gegen Körpergeruch durch Schweiß vor. Das muss aber nicht sein. Natron neutralisiert effizient unangenehme Gerüche, kann jedoch unter Umständen die Haut reizen. Die hautregulierende Eigenschaft der weißen Tonerde soll dies abmildern. Kieselerde ist ein natürliches Mineral, das Schweißrückstände aufsaugt. Hamameliswasser fördert die Wundheilung, wirkt adstringierend und beruhigt Hautirritationen. Teebaumöl hemmt die Schweißzersetzung durch Bakterien.

Die Haut unter den Achseln ist besonders empfindlich. Zwei Hautpartien stoßen hier aufeinander und reiben sich. Zudem muss dieser Bereich mit wenig frischer Luft auskommen. Enthaarung und aggressive Deos beanspruchen die Haut zusätzlich. Das vegane Deospray entspannt diese sensible Region.

Festes Fußpeeling

Mit Luffagurke

Zeigt her eure Füße! Dieses Fußpeeling kommt in einer ungewöhnlichen Form, nämlich als fester Stick, daher. Luffagurke, ein reiner Naturschwamm, entfernt in Kombination mit pflegenden Fetten, Ölen und Roh-Rohrzucker abgestorbene Hautschüppchen und Hornhaut.

SCHWIERIGKEITSGRAD: 2 von 3

ZUTATEN:

3 El zerkleinerte Luffagurke

10 g Candelillawachs

40 g Kakaobutter

20 ml Sonnenblumenöl

4 El brauner Roh-Rohrzucker

HERSTELLUNG:

Die Luffagurke mit einer Schere in kleine Stückchen schneiden. Candelillawachs und Kakaobutter in einem Topf schmelzen und vom Herd nehmen. Sonnenblumenöl und Luffagurkenstückchen einarbeiten. Etwas abkühlen lassen und den Roh-Rohrzucker unterrühren. In eine Muffin- oder Eiswürfelform aus Silikon füllen, erkalten und im Kühlschrank fest werden lassen.

ANWENDUNG:

1-mal wöchentlich anwenden. Den Fuß mit Wasser anfeuchten und den Peelingstick über die Haut gleiten lassen. Der Peelingstick gibt die pflegenden Komponenten der Fette frei, trägt aber zugleich die Hornhaut ab.

HALTBARKEIT:

Die Haltbarkeit beträgt ca. sechs Wochen.

Info

Candelillawachs ist (wie Carnaubawachs und Beerenwachs) eine pflanzliche Alternative zu Bienenwachs. Es wird aus den Blättern und Stängeln des Candelillabuschs gewonnen, der in Mexiko und den Südstaaten der USA beheimatet ist. Als veganer Konsistenzgeber ist Candelillawachs gerade für Lippenpflegeprodukte, Massagebars und Körperbutter super geeignet.

Wussten Sie, dass die Fußsohlen mehr Fettzellen als die meisten anderen Körperregionen enthalten? Sie dienen zur Polsterung und Federung beim Stehen, Gehen und Laufen. Kommt es jedoch zu übermäßiger Reibung, trocknet die Haut dort aus. Hornhautschwielen und Hühneraugen sind die Folge. Um die unschöne, bisweilen schmerzhafte Hornhaut loszuwerden, sind Fußpeelings hilfreich. Vorbeugend sollten Füße zudem eingecremt werden. Produkte mit Ringelblumenöl sind hierbei empfehlenswert.

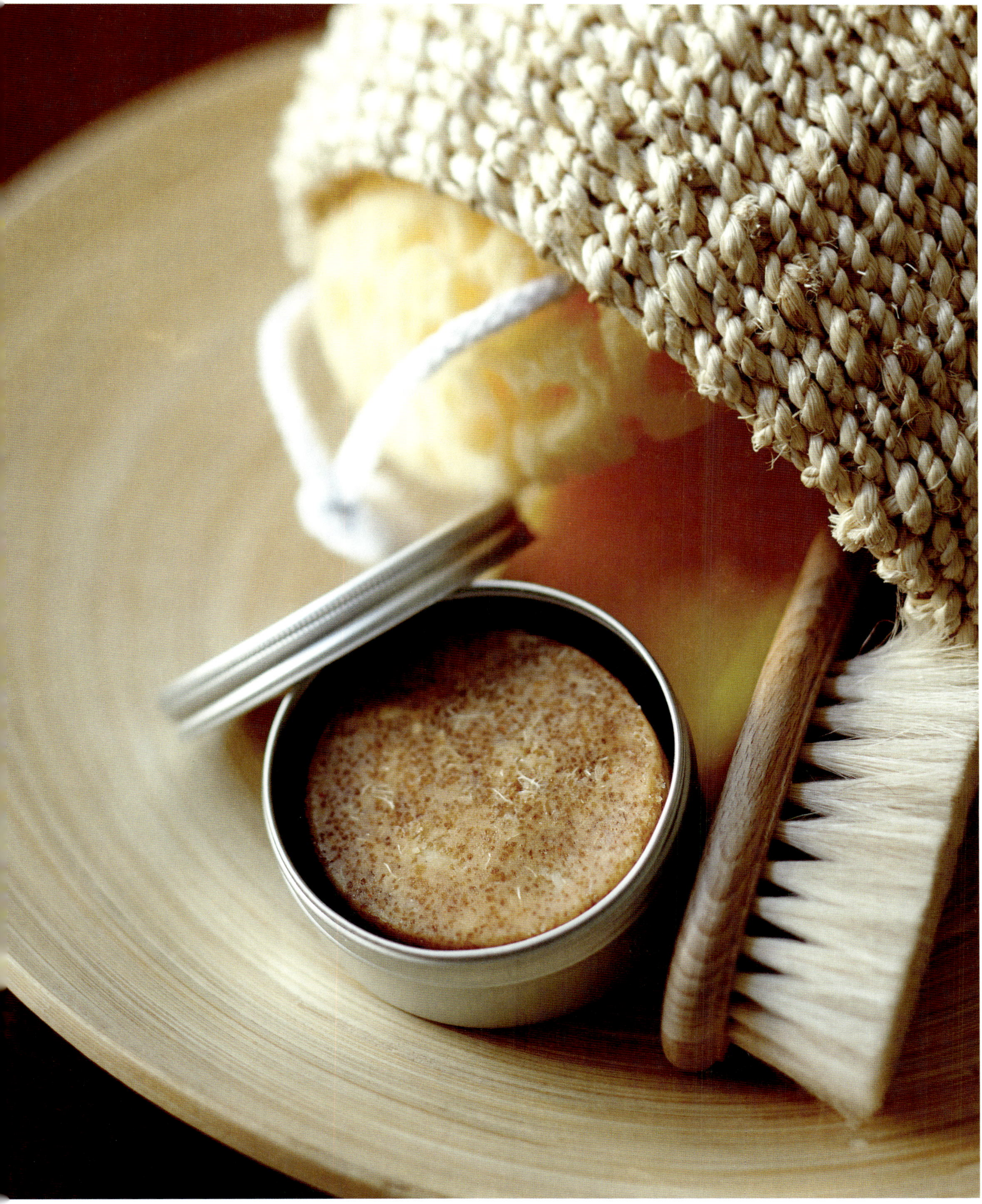

Handpackung

Mit Kartoffeln und Ahornsirup

Ein Hoch auf die Kartoffel, denn die tolle Knolle bietet viele wertvolle Inhaltsstoffe, die auch in Sachen Hautpflege nicht ignoriert werden sollten. Kartoffeln eignen sich geradezu ideal, um ausgelaugte, trockene Spülhände zu beruhigen und sie wieder in gepflegte und geschmeidige Samtpfötchen zu verwandeln.

SCHWIERIGKEITSGRAD:

ZUTATEN:

1 mittelgroße rohe Kartoffel

10 g Sojamehl

1½ El Ahornsirup

HERSTELLUNG:

Die Kartoffel schälen, reiben und gut ausdrücken. Mit Sojamehl und Ahornsirup zu einer breiigen Masse verrühren. Nach Bedarf mit Ahornsirup verdünnen oder mit Sojamehl verdicken.

ANWENDUNG:

1-mal wöchentlich auf die gereinigten Hände auftragen (lassen). Mit Frischhaltefolie umwickeln und 10 Minuten einwirken lassen. Die Reste mit Küchenpapier abnehmen. Die Haut mit warmem Wasser abspülen und trocknen.

HALTBARKEIT:

Die Handpackung sollte möglichst direkt nach der Herstellung verwendet werden. Im Kühlschrank aufbewahrt, hält sie sich ca. sieben Tage.

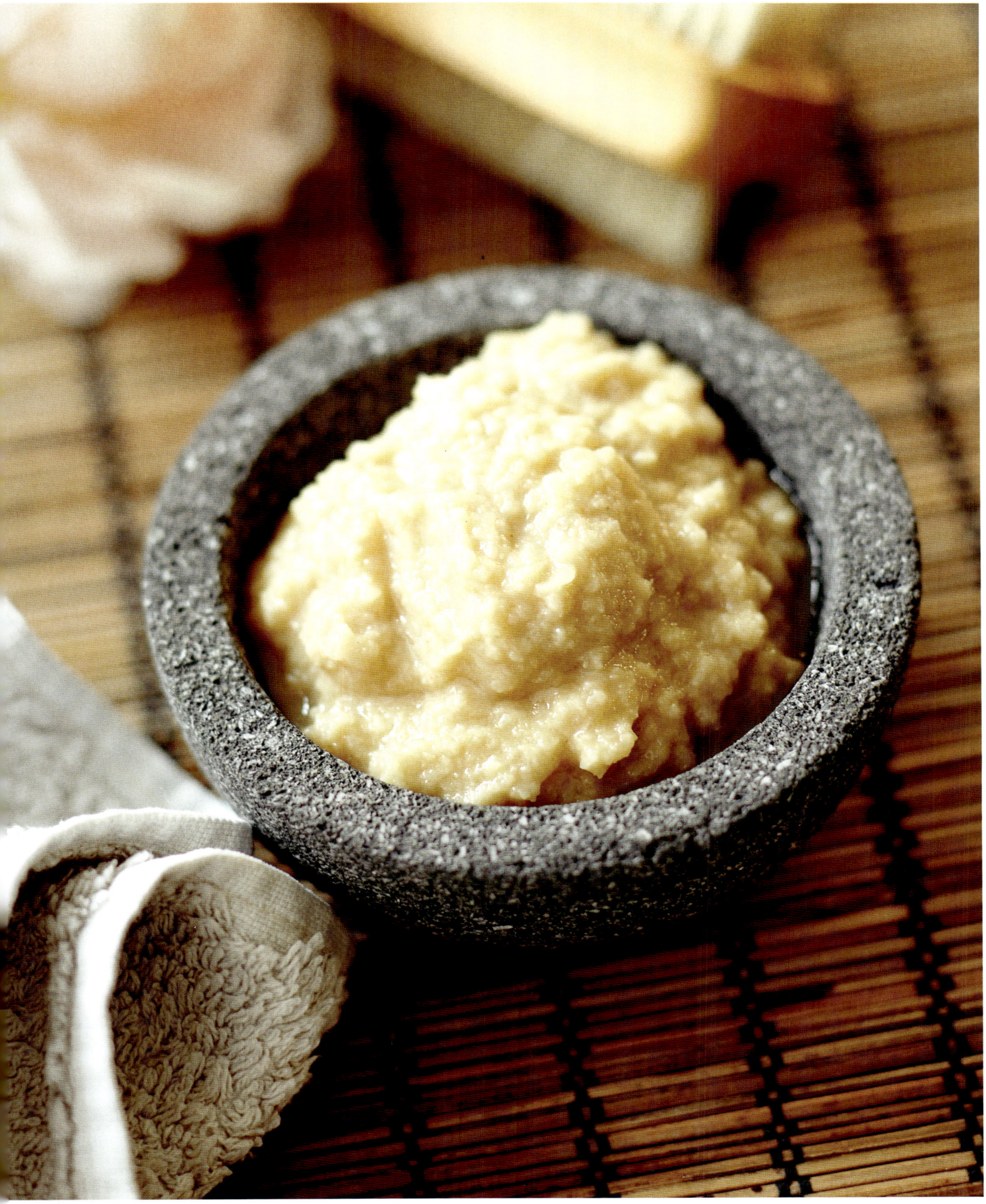

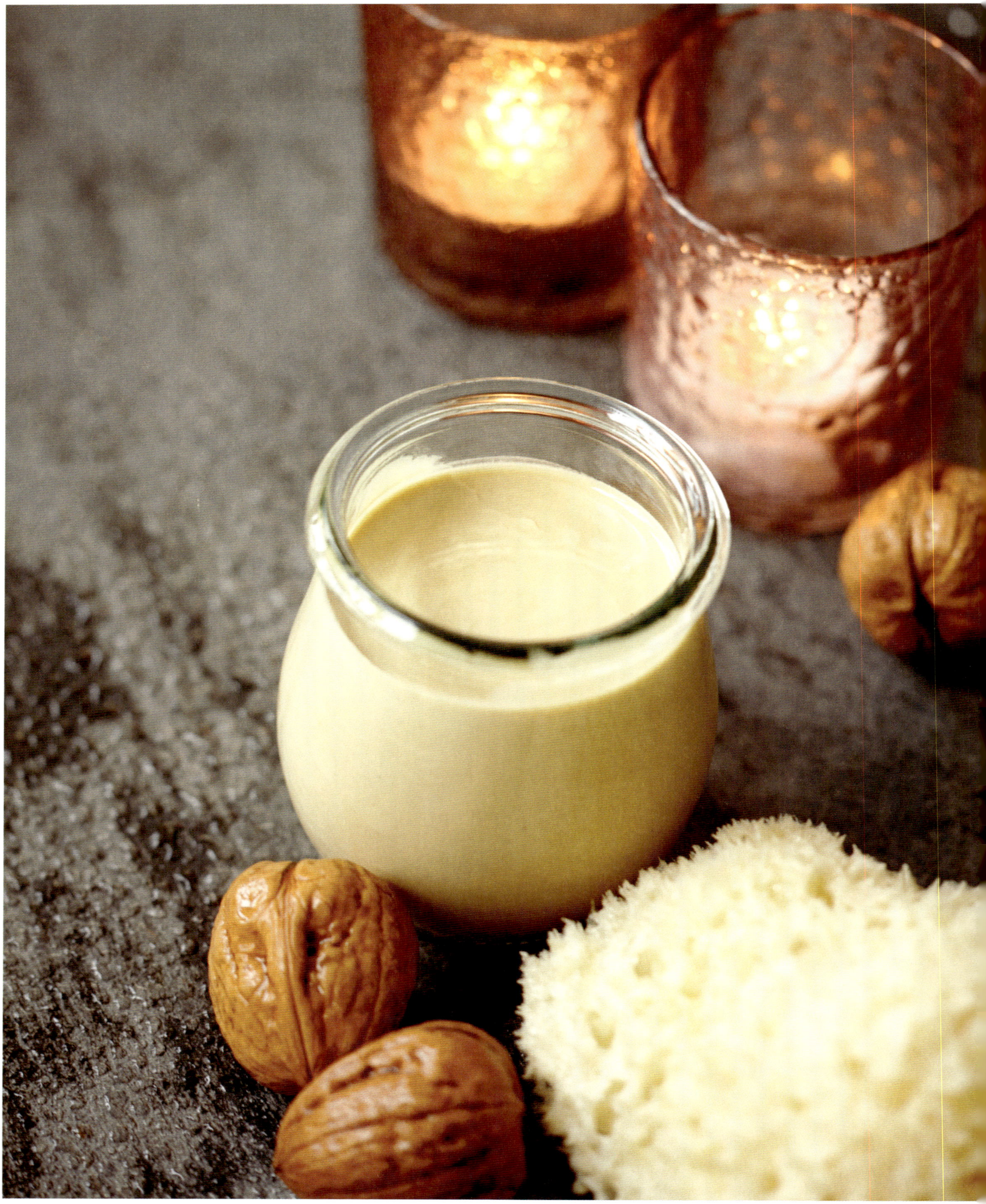

Waschnuss-Shampoo

Mit Tonerde

Die Nutzung von Waschnüssen und Tonerde zur Haar- und Körperpflege hat eine sehr lange Tradition. Es ist daher nur sinnvoll, diese zwei bewährten Naturprodukte in einem Haarwaschprodukt zu vereinen. Das Shampoo schäumt zwar nicht, ist dafür tensidfrei und besonders für Allergiker und Menschen mit sensibler Kopfhaut geeignet.

SCHWIERIGKEITSGRAD:

ZUTATEN:

3 halbe Waschnüsse

500 ml Wasser

5 El weiße Tonerde (Kaolin)

1 El Guarkernmehl

25 Tr. ätherisches Öl zum Beduften (optional)

HERSTELLUNG:

Die Waschnüsse klein drücken und in das Wasser geben. Das Wasser 15 Minuten kochen lassen. Die Waschnüsse schäumen beim Erhitzen mitunter stark auf, weshalb ein hoher Topf ratsam ist. Vom Herd nehmen und zugedeckt über Nacht stehen lassen. Den Sud durch ein Haarsieb in einen Messbecher gießen. Es sollten ca. 300 ml Waschnuss-Sud sein. Den Sud nun erneut lauwarm erhitzen. Tonerde und Guarkernmehl unterrühren. Das Shampoo quillt auf und bildet eine geschmeidige Paste. Wenn gewünscht, beduften und nochmals umrühren.

ANWENDUNG:

Das Shampoo vor der Anwendung kurz schütteln. In das feuchte Haar einmassieren, kurz einwirken lassen, dann mit warmem Wasser gründlich ausspülen.

HALTBARKEIT:

Die Haltbarkeit beträgt ca. vier Wochen.

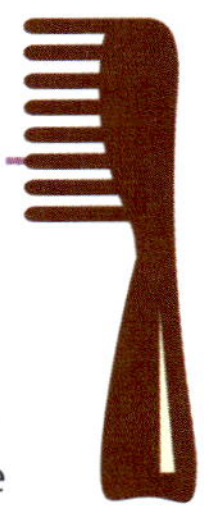

Info

Tonerden (auch Lavaerde, Wascherde, Rhassoul oder Ghassoul genannt) sind mineralischen Ursprungs. Sie reinigen, indem ihre feinen Partikel Schmutz und überschüssiges Fett, z. B. am Haar und auf der Kopfhaut, absorbieren. Waschnüsse enthalten in ihrer Schale die waschaktive Substanz Saponin. Kommen Waschnüsse mit Wasser in Berührung, entfaltet sich ihre natürliche Wasch- und Reinigungskraft.

Zitronenhaarspülung

Auf Kräuterbasis

Ein arabisches Sprichwort sagt: „Die Haare sind der schönste Schmuck der Frauen." Je nach ausgewählten Kräutern kann auf das individuelle Haarbedürfnis eingegangen werden, um kräftiges, glänzendes Haar zu erhalten.

SCHWIERIGKEITSGRAD:

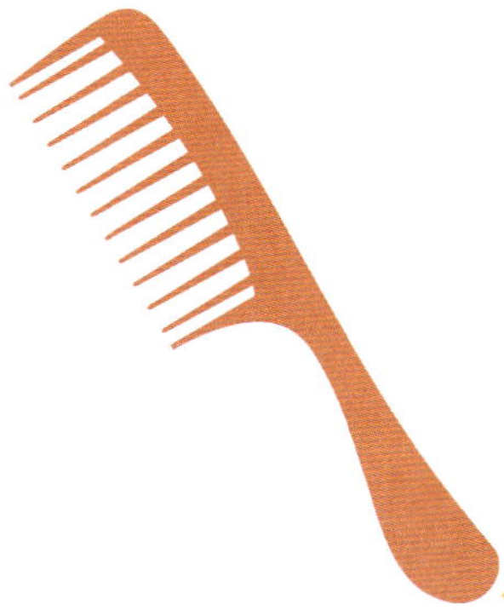

ZUTATEN:

1–2 El Kräuter nach Wahl

250 ml Wasser

2 El Zitronensaft

1 Tl Kieselerde

7 ml Lysolecithin

1 Tl Olivenöl

HERSTELLUNG:

Je nach Haarzustand die Kräuter auswählen (s. Info). Die Kräuter mit dem Wasser 5 Minuten aufkochen und über Nacht ziehen lassen. Den Sud durch ein Haarsieb in einen Topf gießen. Den Sud nochmals kurz erwärmen und Zitronensaft, Kieselerde, Lysolecithin und Olivenöl unterrühren.

ANWENDUNG:

Die Spülung vor Gebrauch kurz schütteln. Ins feuchte Haar einmassieren. Anschließend mit warmem Wasser ausspülen.

HALTBARKEIT:

Die Haltbarkeit beträgt ca. vier Wochen.

Info

Je nach Haartyp und -zustand bietet es sich an, die Spülung individuell anzupassen:

Für trockenes, brüchiges und stumpfes Haar: Brennnessel, Fenchel, Huflattich, Ringelblume, Klettwurzel

Für fettiges Haar: Rosmarin, Salbei, Minze, Pfefferminze, Gänseblümchen, Wacholder

Für schuppiges Haar: Thymian, Kapuzinerkresse, Brennnessel

Für dünnes Haar: Löwenzahn

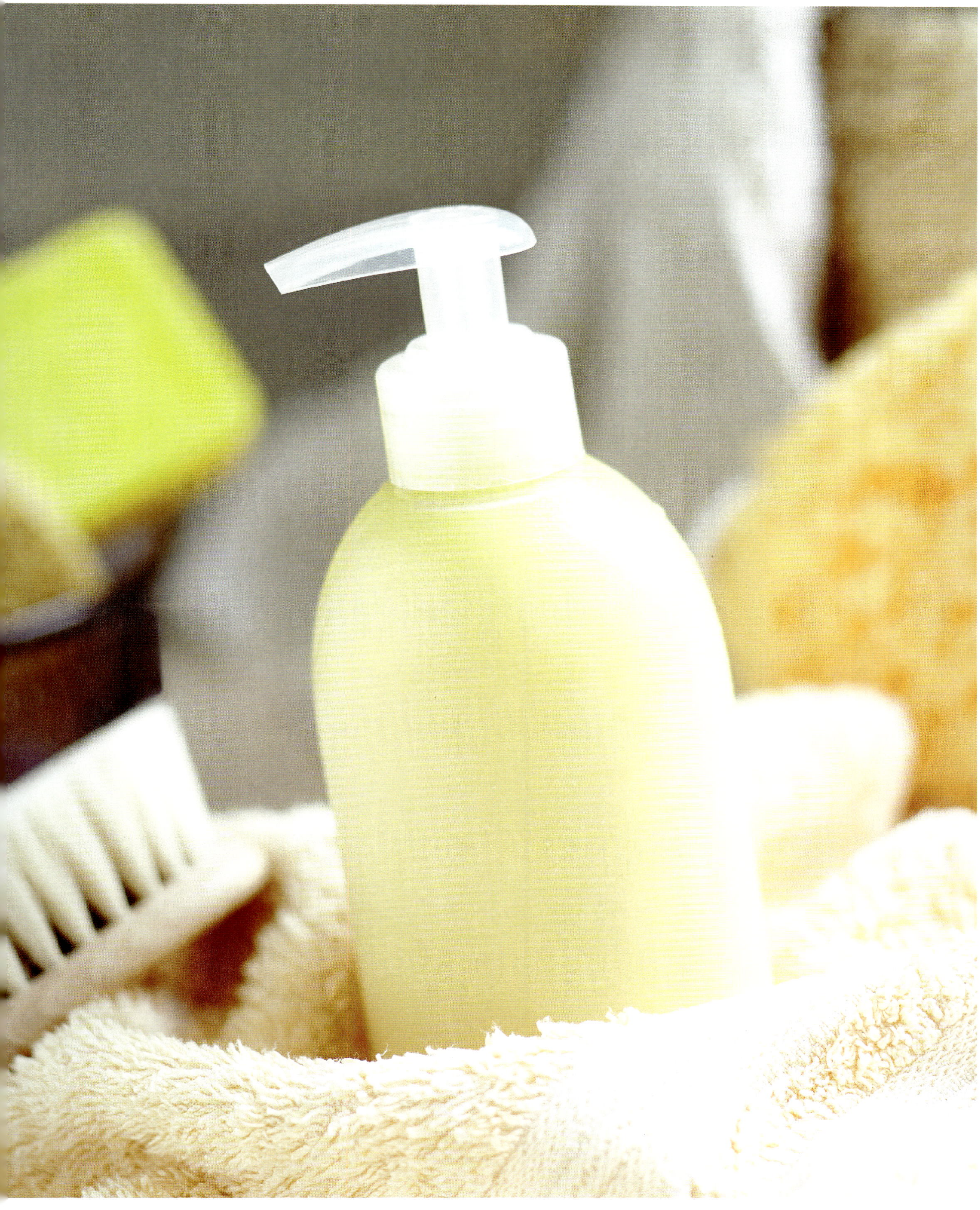

Haarkur für gesunde Spitzen

Diese Haarkur werden Sie lieben! Sie kittet splissiges Haar, umschmeichelt Ihre Haarstruktur und lässt stumpfe Spitzen wieder glänzen. Sie ist für alle Haartypen geeignet und kommt als 2-Phasen-Schüttelkur ohne Emulgatoren und Alkohol aus.

SCHWIERIGKEITSGRAD:

ZUTATEN:

10 ml Arganöl

35 ml Rizinusöl

50 ml Wasser

10 Tr. ätherisches Lavendelöl

HERSTELLUNG:

Arganöl, Rizinusöl, Wasser und Lavendelöl in eine Flasche mit Pumpzerstäuber füllen.

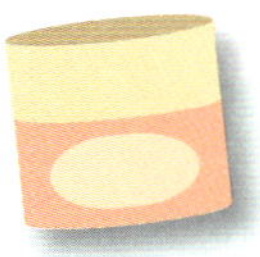

Tipp

Argan- und Rizinusöl sind auch pur wunderbar wohltuend für Haare und Kopfhaut, z. B. bei einer Haar- und Kopfhautmassage: Die Haare sollten handtuchtrocken sein. Je 1 El der beiden Öle auf die Kopfhaut geben und 3 Minuten in kreisenden Bewegungen einmassieren. 1 El Argan- oder Rizinusöl in die Spitzen geben und kurz einkneten. Unter einem Handtuchturban 45 Minuten einwirken lassen. Danach gründlich mit einem milden Shampoo auswaschen.

Info

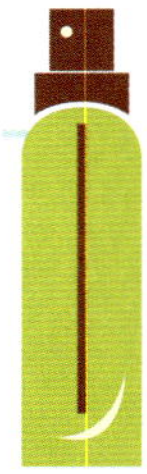

Eigentlich würde hier ein Emulgator benötigt, um Wasser und Öl zu verbinden. Das haben die Haarspitzen aber gar nicht nötig, so finde ich. Schnell aufgeschüttelt und in das Haar gesprüht – klappt auch wundervoll ohne emulgierenden Zusatzstoff.

ANWENDUNG:

Vor der Anwendung die Haarkur kräftig schütteln. Auf die Haarspitzen sprühen und kurz einmassieren. Nach 20 Minuten ausspülen oder über Nacht als Intensivkur einwirken lassen.

HALTBARKEIT:

Die Haltbarkeit beträgt ca. vier Wochen.

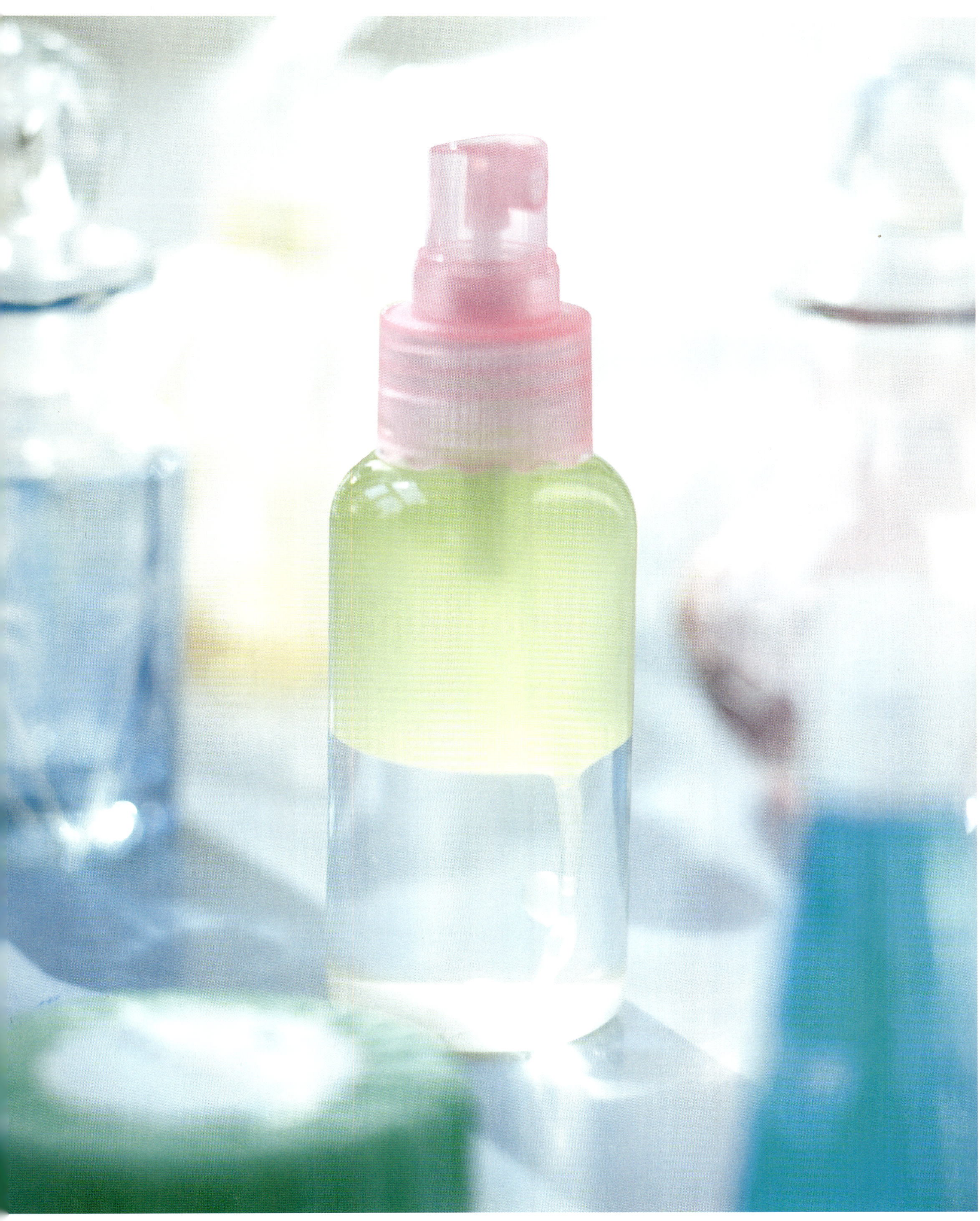

Pflegende Badepralinen

Im Gegensatz zu ihrer sprudelnden Schwester, der Badebombe, kommt die Badepraline sinnlich-rückfettend daher. Statt Brauseeffekt steckt sie voller Pflegekraft, die das Eincremen nach dem Bad überflüssig macht.

SCHWIERIGKEITSGRAD:

ZUTATEN:

60 g Kakaobutter

15 g Sheabutter

15 ml Sonnenblumenöl

9 ml Lysolecithin (Emulgator)

Info

Die Badepralinen bestehen aus (festen) Fetten, Ölen und einem pflanzlichen Emulgator und lösen sich im warmen Badewasser auf, ohne einen Fettrand an der Badewanne zu hinterlassen. Wer es natürlicher mag, verzichtet auf den Emulgator.

Tipp

Die Badepralinen machen die Haut geschmeidig, und gerade bei trockener Haut sind sie eine wahre Wohltat. Das Grundrezept kann verändert werden; vor dem Abfüllen können weitere Zutaten untergemischt werden:

Duft: 10 Tr. ätherisches Öl nach Wunsch

Pflanzen, Blüten, Kräuter: Ringelblumen, Kornblumen, Rosen, Birkenblätter, Fichtennadeln

Gewürze: Zimt, Vanille

Weitere Zusätze: Matchapulver, Rote-Bete-Pulver, Kakaopulver

Fügen Sie den Badepralinen Himalaja- oder Bittersalz hinzu, so erhalten Sie auch eine entschlackende Wirkung.

HERSTELLUNG:

Die Kakaobutter sanft schmelzen. Sheabutter und Sonnenblumenöl dazugeben und ebenfalls verflüssigen. Vom Herd nehmen und das Lysolecithin einrühren. In eine Muffin- oder Eiswürfelform aus Silikon füllen, abkühlen lassen, dann im Kühlschrank fest werden lassen. Nach ca. 2 Stunden ausformen. Erneut kalt stellen, damit die Badepralinen nochmals aushärten können.

ANWENDUNG:

1–2 Badepralinen in das warme Badewasser geben.

HALTBARKEIT:

Bei kühler, trockener und dunkler Lagerung beträgt die Haltbarkeit ca. sechs Monate.

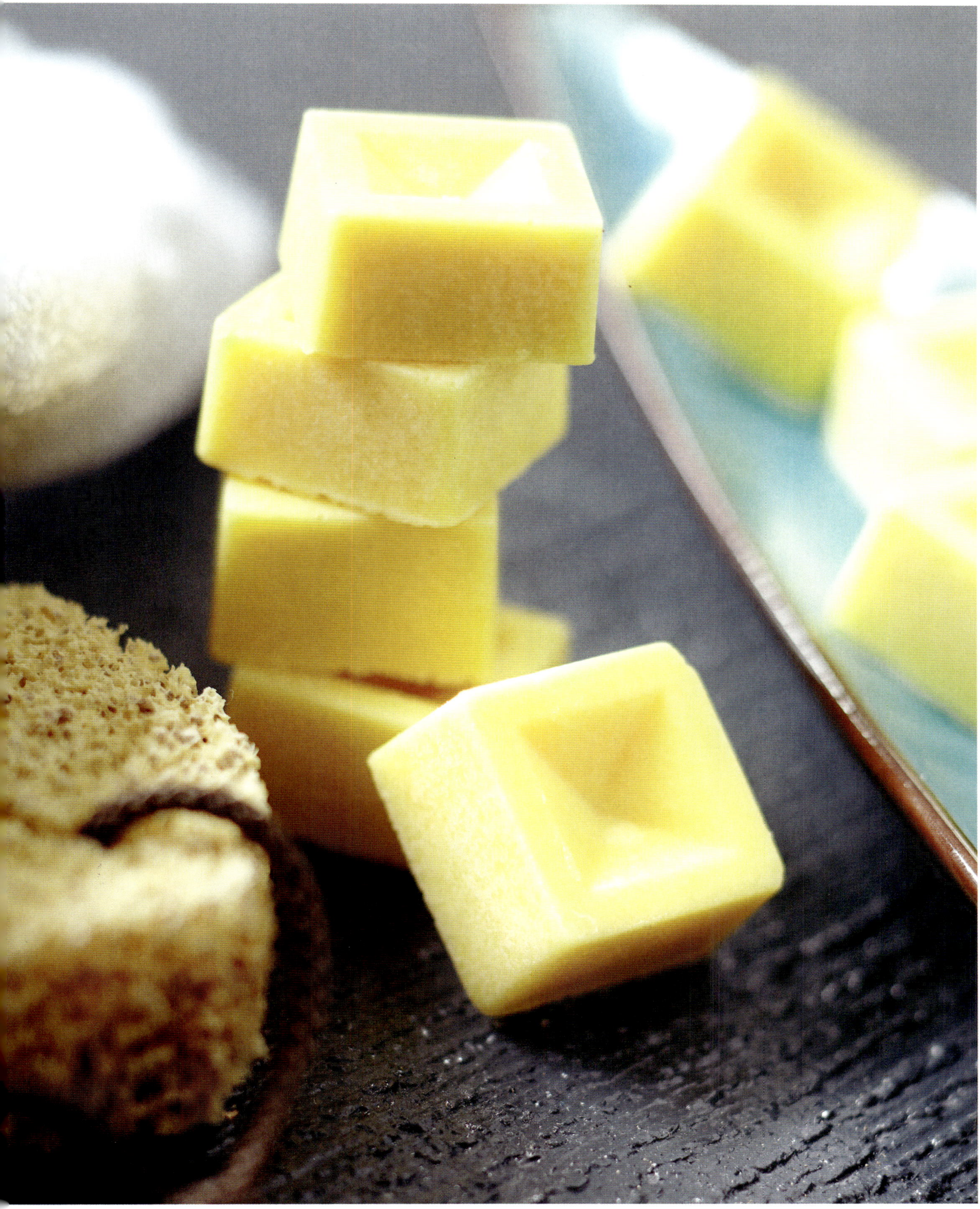

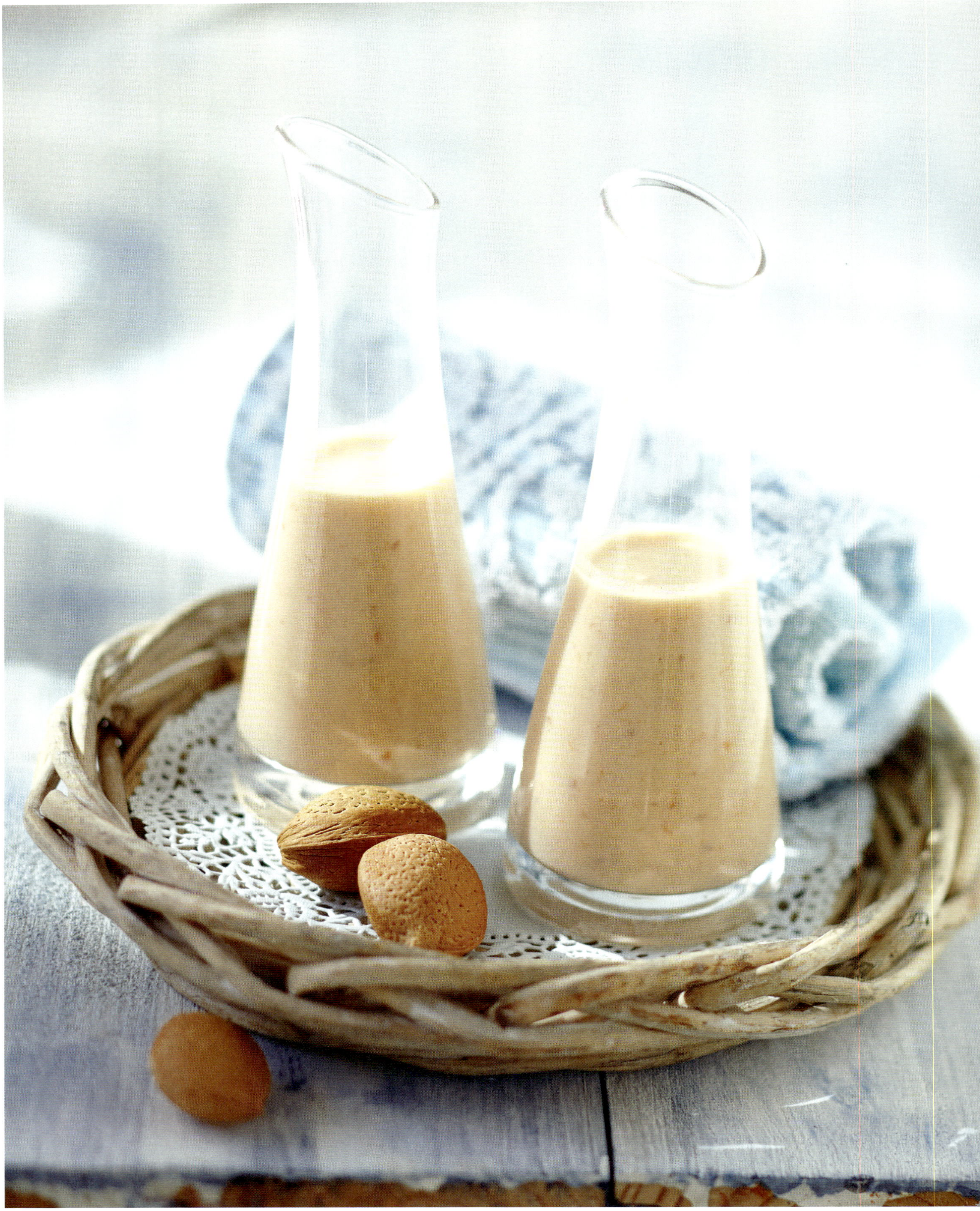

Mandelmilch-Aprikosen-Smoothie

Aprikosen sind wahre Powerpakete. Ihre Inhaltsstoffe unterstützen das Wachstum von Nägeln und Haaren, stärken Immunsystem, Kreislauf und Herz und sind gut für Augen und Teint. Mandelmilch umspielt die Haut, und das Mandelöl bekämpft trockene Haut und schuppige Haare. Mit seiner sahnig-cremigen Textur ist dieser Badezusatz ein toller Smoothie für den Körper.

SCHWIERIGKEITSGRAD:

ZUTATEN:

2 reife Aprikosen

250 ml Mandelmilch

40 ml Mandelöl

HERSTELLUNG:

Die Aprikosen entsteinen und pürieren. Mandelmilch und Mandelöl zufügen und nochmals pürieren, bis die Masse cremig ist.

ANWENDUNG:

1-mal wöchentlich genießen. Vor der Anwendung kräftig schütteln. Die Mandelmilch-Aprikosen-Mischung in das warme Badewasser einrühren. Ca. 30 Minuten darin entspannen. Sanft abtrocknen und überschüssige Fruchtstückchen – falls vorhanden – entfernen.

HALTBARKEIT:

Der Badezusatz sollte möglichst direkt nach der Herstellung angewendet werden. Im Kühlschrank aufbewahrt, hält er sich ca. sieben Tage, z. B. in einem Glas mit Schraubverschluss. Vor Gebrauch nochmals schütteln oder kurz verrühren.

Detox-Badesalz

Sie wollen sich eine entspannte Auszeit in der Badewanne nehmen und Ihrem Körper etwas Gutes tun? Dann ist dieses Badesalz genau das Richtige. Es ist im Handumdrehen hergestellt; die Salze bewirken, dass Giftstoffe aus dem Körper ausgeleitet und zugleich Mineralstoffe über die Haut aufgenommen werden.

SCHWIERIGKEITSGRAD:

ZUTATEN:

250 g Himalajasalz

250 g Bittersalz (Magnesiumsulfat, Epsomsalz)

15 g Natron

HERSTELLUNG:

Himalajasalz, Bittersalz und Natron in einem großen Schraubglas sorgfältig mischen. Sofort verwenden oder gut verschließen und trocken lagern.

ANWENDUNG:

1-mal wöchentlich, am besten abends anwenden. Ins Badewasser (idealerweise 37 °C) einstreuen und etwa 20 Minuten darin baden. Danach die Haut sanft trocken tupfen und 30 Minuten ruhen.

HALTBARKEIT:

Bei trockener Lagerung in einem verschlossenen Gefäß ca. sechs Monate.

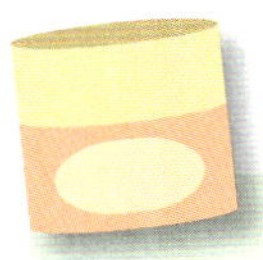

Tipp

Keine Lust auf ein Vollbad? Dann gönnen Sie Ihren Füßen ein kleines entschlackendes Fußbad: dazu eine Tasse Salz (Himalaja- oder Bittersalz) und 1 El Natron in einer größeren Schüssel mit ca. 37 °C warmem Wasser kurz verrühren. Die Füße 20 Minuten darin baden, trocken tupfen und danach ruhen.

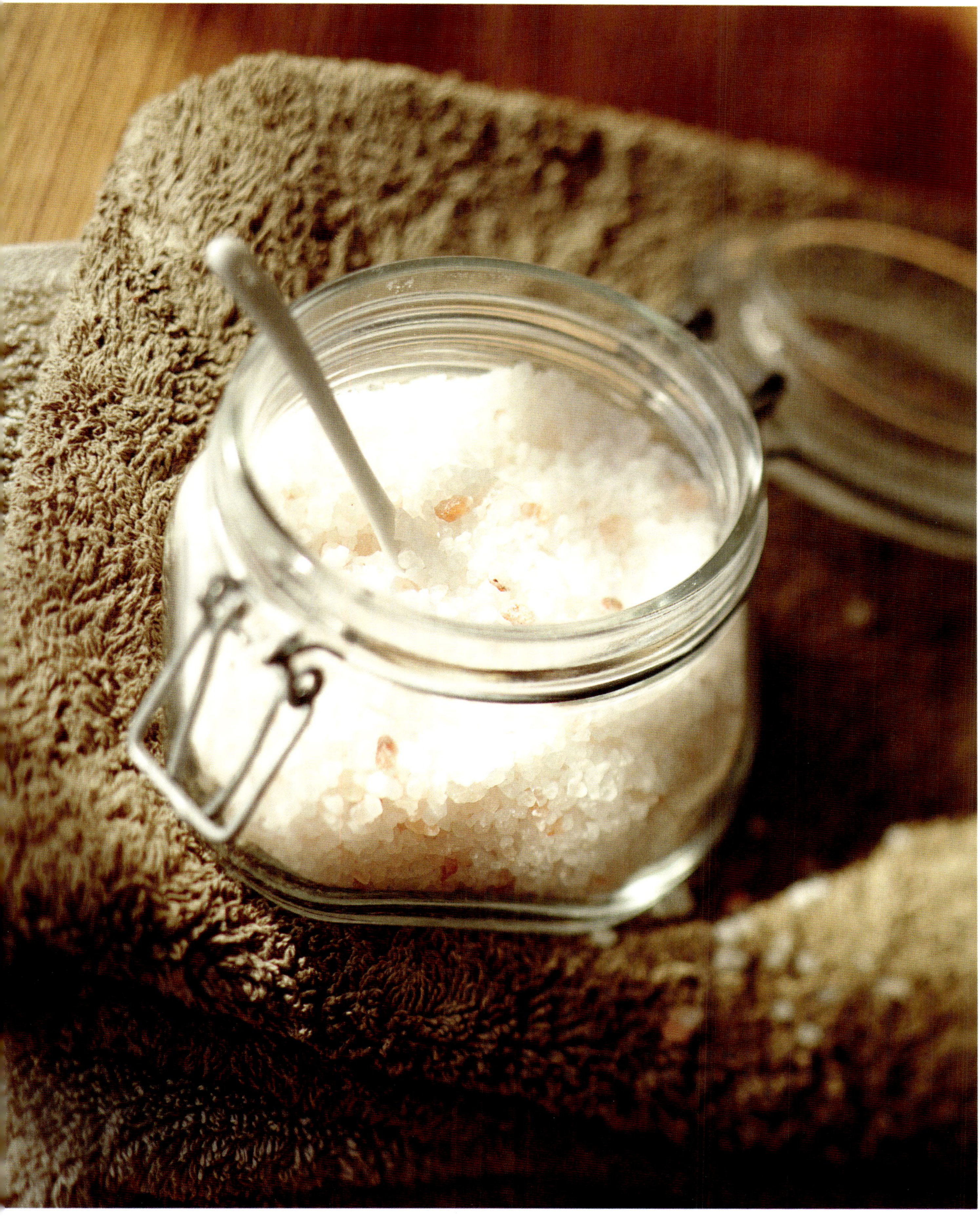

Badeöl „Sensuelle“

Ein wohltuendes Vollbad dient nicht nur der Körperpflege, sondern stimuliert die Sinne durch Wärme, Wasser und nicht zuletzt durch die Duftgebung. Dieses sinnliche Badeöl vereint die betörenden Düfte von Jasmin, Patchouli und Sandelholz.

SCHWIERIGKEITSGRAD:

ZUTATEN:

50 ml Sojaöl

50 ml Traubenkernöl

10 ml Lysolecithin

5 Tr. ätherisches Jasminöl

5 Tr. ätherisches Patchouliöl

3 Tr. ätherisches Sandelholzöl

Info

Das Badeöl kann nach Geschmack und (Haut-)Befinden komponiert werden. Hierbei hilft die Rohstofftabelle auf Seite 15. Ein Badeöl für trockene Haut könnte beispielsweise Erdnuss- und Olivenöl enthalten.

HERSTELLUNG:

Soja- und Traubenkernöl lauwarm erhitzen. Das Lysolecithin am besten mit einem batteriebetriebenen Milchschäumer einrühren. Etwas abkühlen lassen, mit den ätherischen Ölen beduften und nochmals verrühren.

ANWENDUNG:

1-mal wöchentlich in 37 °C warmem Badewasser genießen. Badewasser einlaufen lassen und das Badeöl dazugeben. Ca. 20 ml sind für ein Vollbad ausreichend.

HALTBARKEIT:

Bei kühler und dunkler Lagerung beträgt die Haltbarkeit ca. sechs Monate.

Tipp

Kennen Sie Wintergrünöl? Bereits die indigenen Völker Nordamerikas verwendeten die Blätter der Niederen Scheinbeere für medizinische Zwecke. Es wirkt schmerzstillend, adstringierend und durchblutungsfördernd. Ob als Wintergrünöl oder ätherisches Öl, die medizinischen Eigenschaften und sein markanter Duft machen es beliebt in Cremes und Badezusätzen.

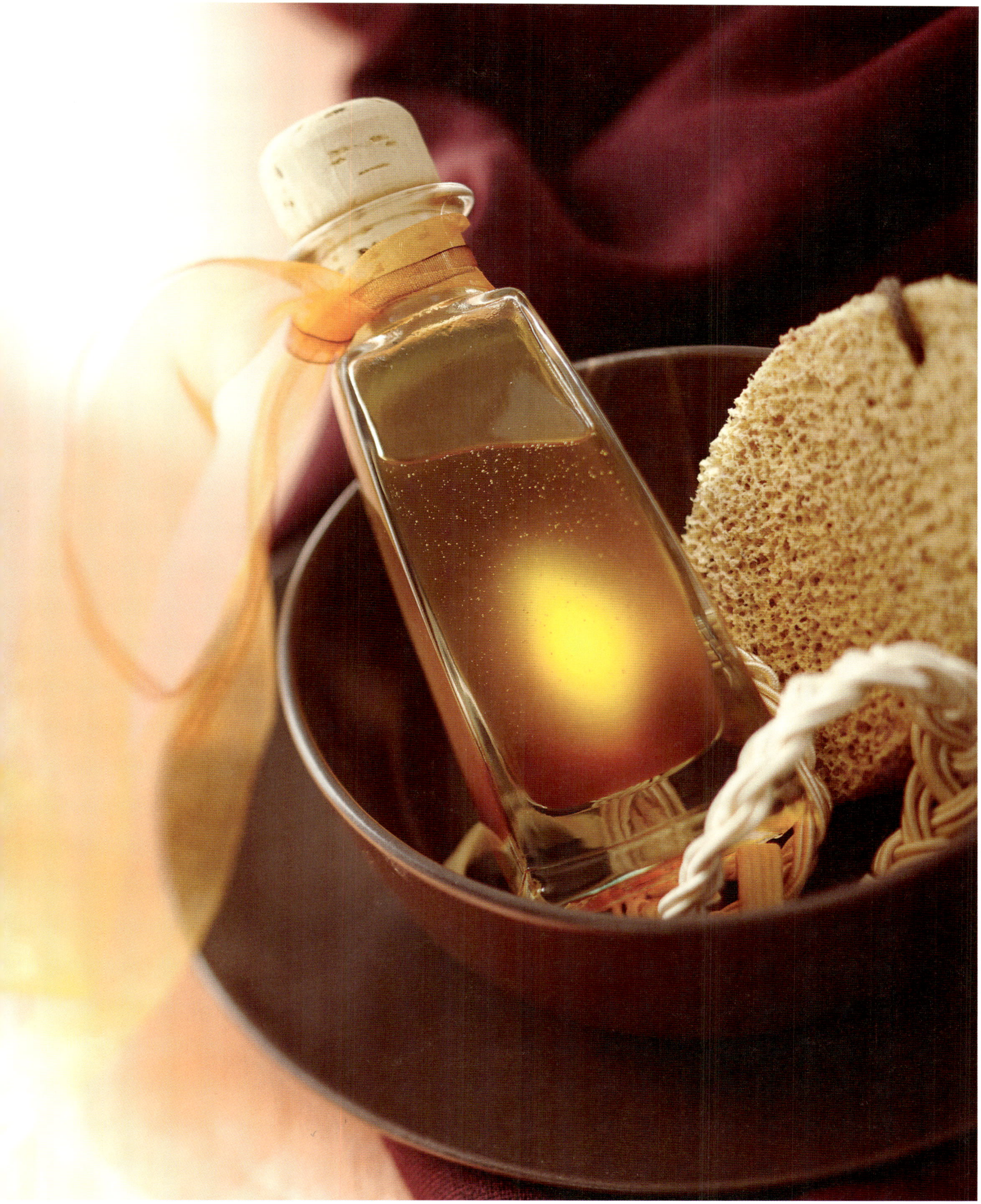

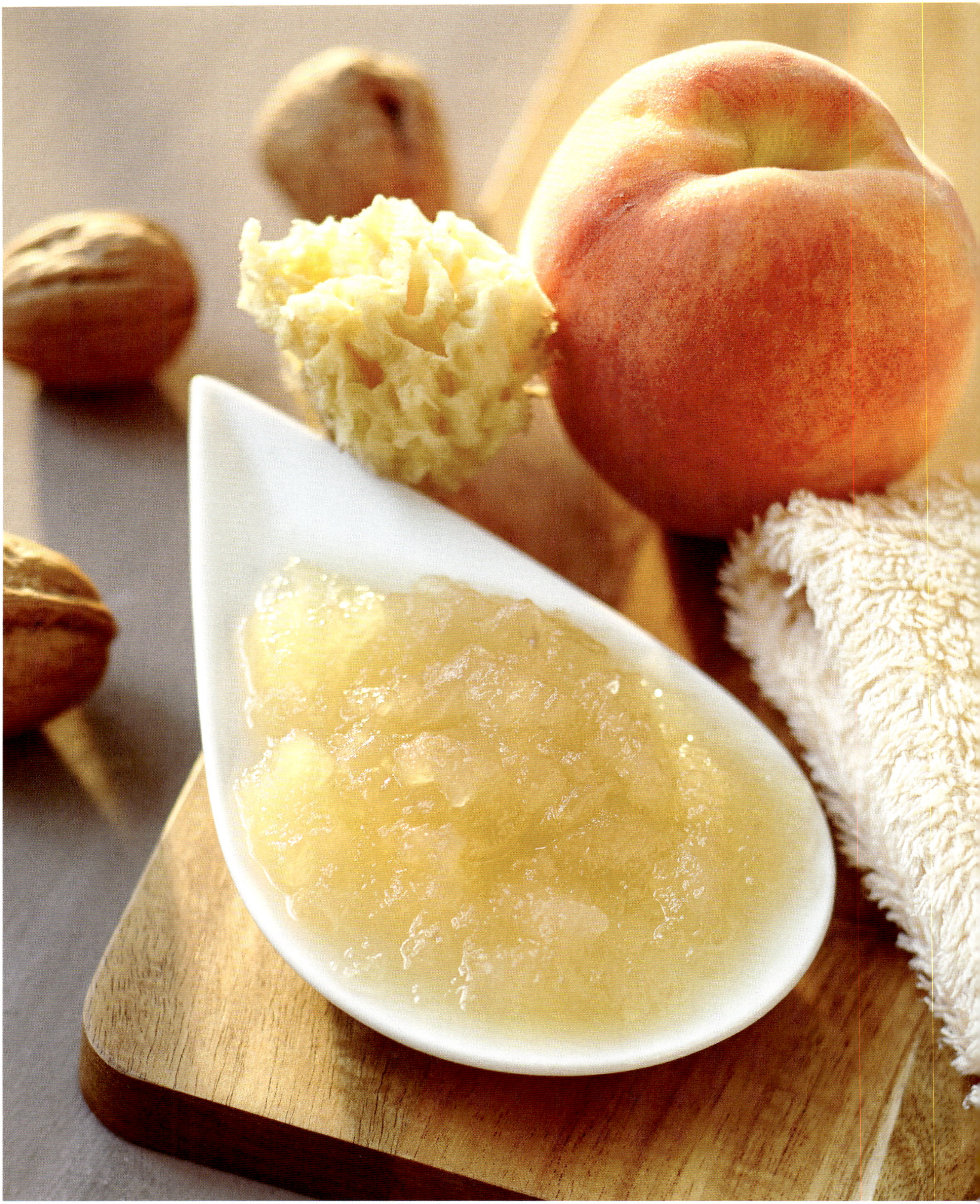

Frisches Waschnuss-Duschgel

Bandukehindi, Manippungu oder Kungitikaya – hinter diesen exotischen Namen verbirgt sich die Waschnuss, deren braune Schalen bei diesem Duschgel zum Einsatz kommen: Sie ermöglichen eine hautfreundliche, sanfte Reinigung auf umweltverträglicher pflanzlicher Basis.

SCHWIERIGKEITSGRAD:

ZUTATEN:

150 ml Wasser

1 Tl Apfelpektin

1 Tl brauner Roh-Rohrzucker

3 halbe Waschnüsse

10 Tr. ätherisches Lemongrasöl

10 ml kosmetisches Basiswasser

HERSTELLUNG:

Das Wasser lauwarm erhitzen. Apfelpektin und Roh-Rohrzucker einrühren. Die Waschnüsse dazugeben. Auf dem Herd zum Kochen bringen und 5 Minuten köcheln lassen. Die Waschnüsse schäumen beim Erhitzen mitunter stark auf, daher ist ein hoher Topf ratsam. Den Sud durch ein Sieb in eine Schüssel gießen und abkühlen lassen. Wenn die Mischung lauwarm ist, beduften und das kosmetische Basiswasser dazugeben.

ANWENDUNG:

Unter der Dusche nach Belieben verwenden.

HALTBARKEIT:

Die Haltbarkeit beträgt ca. zwei Wochen.

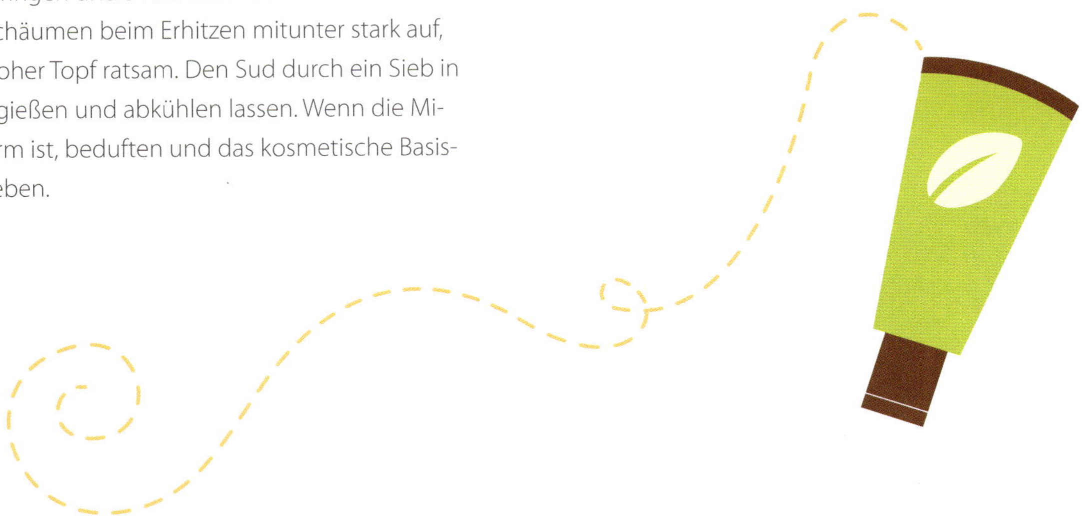

Duschjelly „Shower Power“ Mit Acaibeere

Acaibeeren sind wahrhaftig kleine Kraftpakete. Sie sind reich an Antioxidantien und haben immunstärkende, vitalisierende und Anti-aging-Eigenschaften. Agar-Agar ist ein pflanzliches Geliermittel aus Meeresalgen und verleiht diesem Duschgel seine feste Konsistenz. Ein Klacks Sojajoghurt dazu, und fertig ist das Shower-Power-Vergnügen.

SCHWIERIGKEITSGRAD:

ZUTATEN:

200 ml Wasser

1/2 Tl Acaipulver

10 g Agar-Agar

1 Tl Sojajoghurt

10 Tr. ätherisches Öl nach Wahl,
z. B. Nelke, Jasmin oder Ylang Ylang

Tipp

Alternativ zu Acaipulver können Tonerde(n), Rote-Bete-, Karotten-, Matcha- oder Moringapulver verwendet werden.

HERSTELLUNG:

Das Wasser lauwarm erhitzen und das Acaipulver einrühren. Das Agar-Agar dazugeben und auf dem Herd 2 Minuten kochen lassen. Vom Herd nehmen und abkühlen lassen. Den Sojajoghurt dazugeben, beduften und verrühren.

In eine Muffin- oder Eiswürfelform aus Silikon füllen, erkalten und im Kühlschrank aushärten lassen.

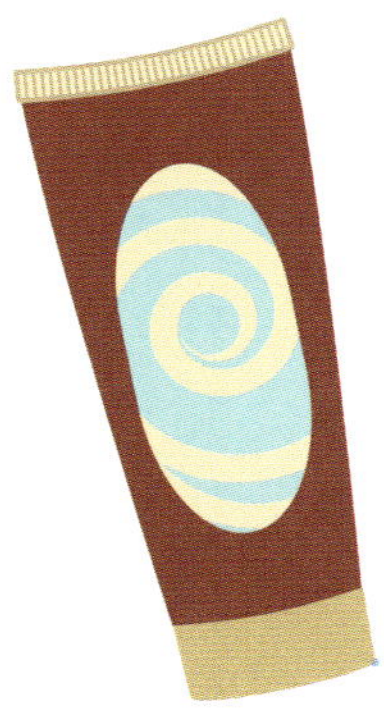

ANWENDUNG:

Unter der Dusche über den Körper gleiten lassen.

HALTBARKEIT:

Die Haltbarkeit beträgt ca. zwei Wochen.

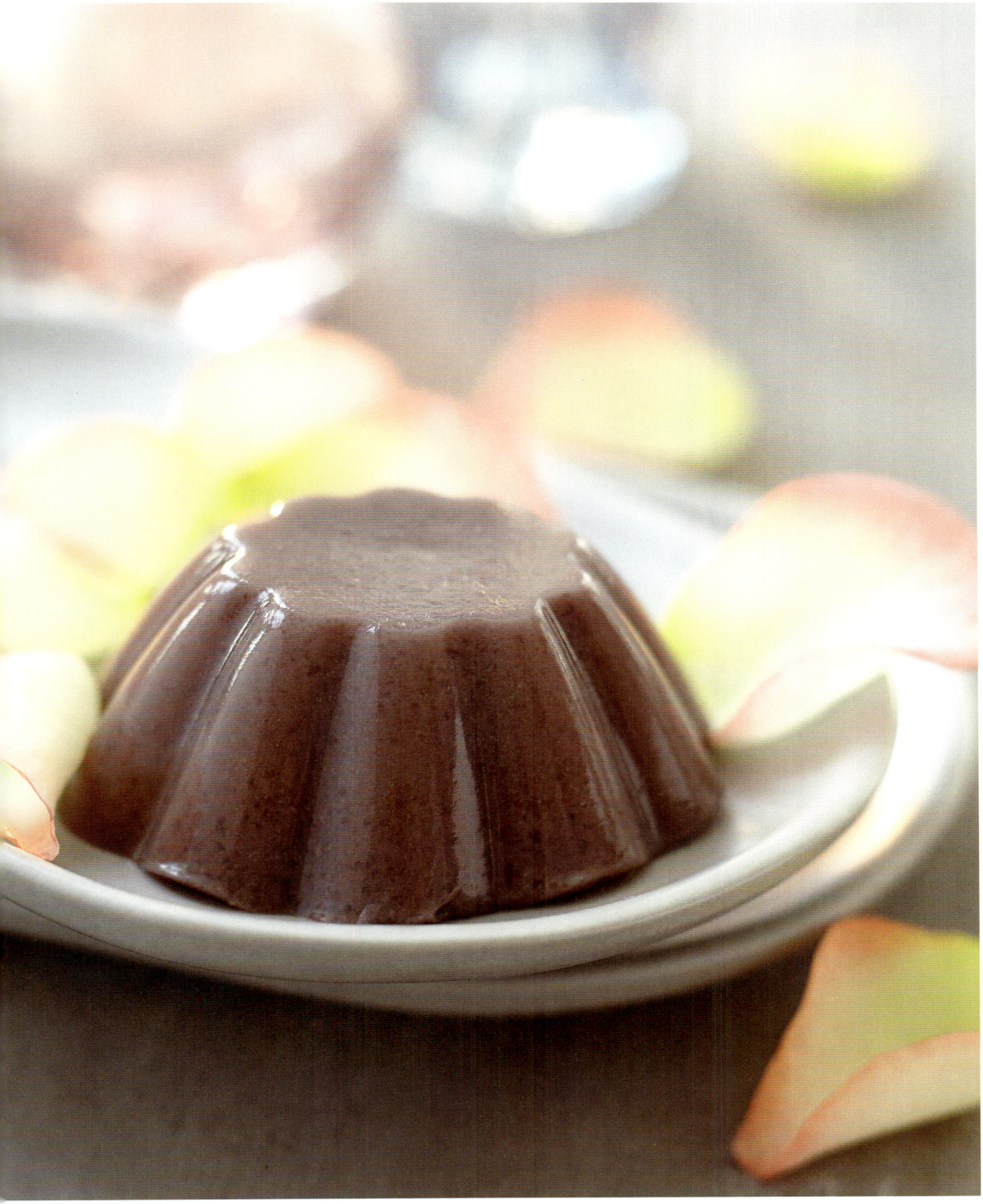

Pflegende Duschbutter „Crème brûlée“

Diese natürliche Körperpflege macht von Kopf bis Fuß zarte, geschmeidige Haut. Die ausgewogene Komposition aus festen Fetten, Aprikosenkernöl und Gewürzen ermöglicht Duschen und Cremen in einem Schritt.

SCHWIERIGKEITSGRAD:

ZUTATEN:

30 g Mangobutter
15 g Beerenwachs
10 g Sheabutter
10 g Aprikosenkernöl
Mark einer Vanilleschote
1/4 Tl Zimtpulver
1/4 Tl frisch geriebene Muskatnuss
1/4 Tl Kardamompulver

HERSTELLUNG:

Mangobutter, Beerenwachs und Sheabutter sanft schmelzen. Vom Herd nehmen. Aprikosenkernöl, Vanillemark, Zimt, Muskatnuss und Kardamom einrühren. In eine Muffin- oder Eiswürfelform abfüllen. Die Gewürze setzen sich am Boden ab und lassen die Duschbutter-Stücke aussehen wie eine Crème brûlée.

Info

Beerenwachs ist eine vegane Alternative zu Bienenwachs. Es ist ein gelblich weißes Pflanzenwachs, das bei ca. 52 °C schmilzt. Als Konsistenzgeber ist es ideal für Lippenpflegeprodukte, Duschbutter oder Massagebars.

Tipp

Diese Duschbutter eignet sich hervorragend für eine sinnliche Partnermassage. Die Wärme der eigenen Hände und der Haut des Partners lassen die Duschbutter langsam schmelzend über die Körperpartien gleiten.

ANWENDUNG:

Unter der Dusche auf die warme, nasse Haut streichen. Kurz abduschen und die Haut dann nur noch trocken tupfen.

HALTBARKEIT:

Die Haltbarkeit beträgt ca. sechs Monate.

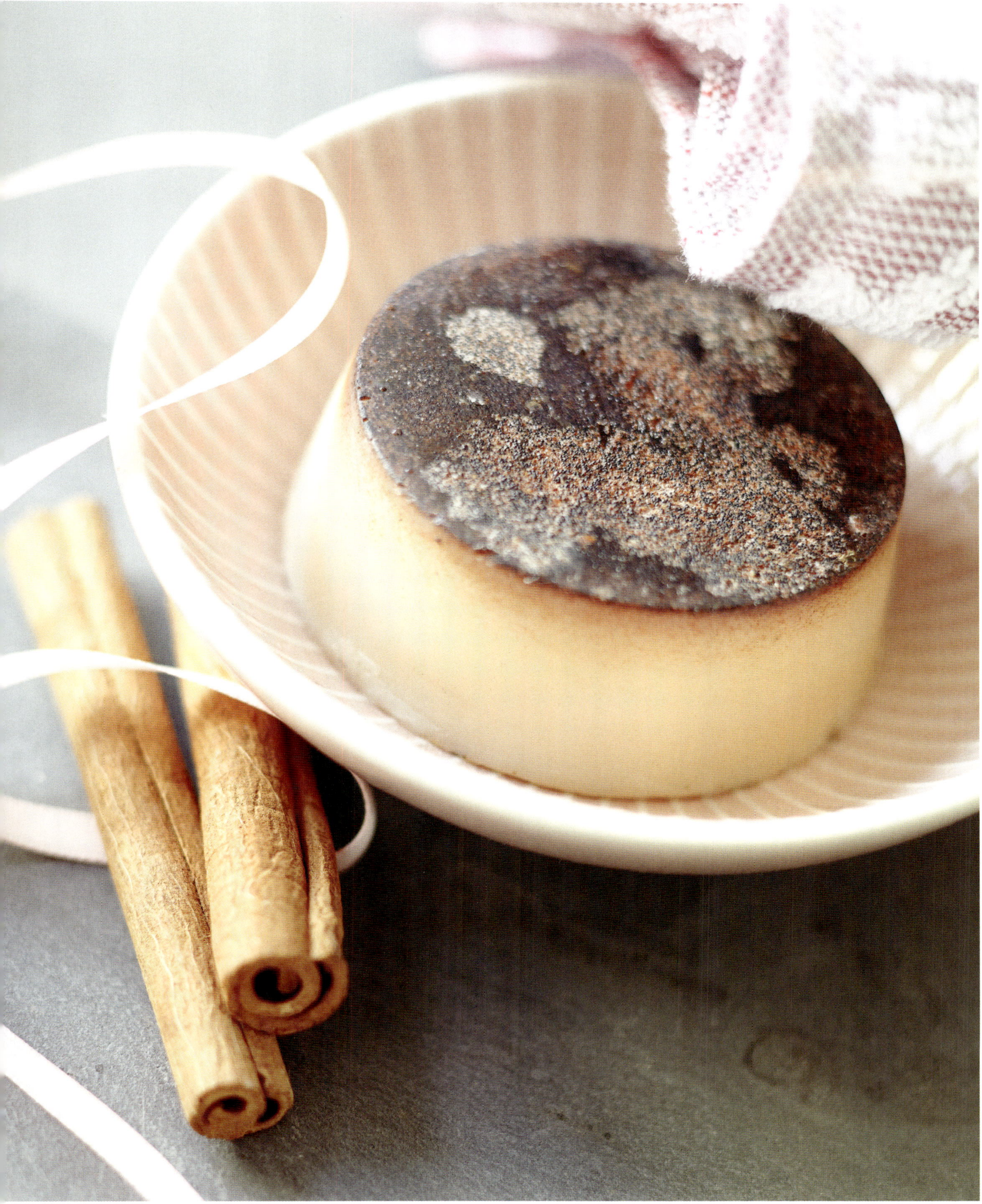

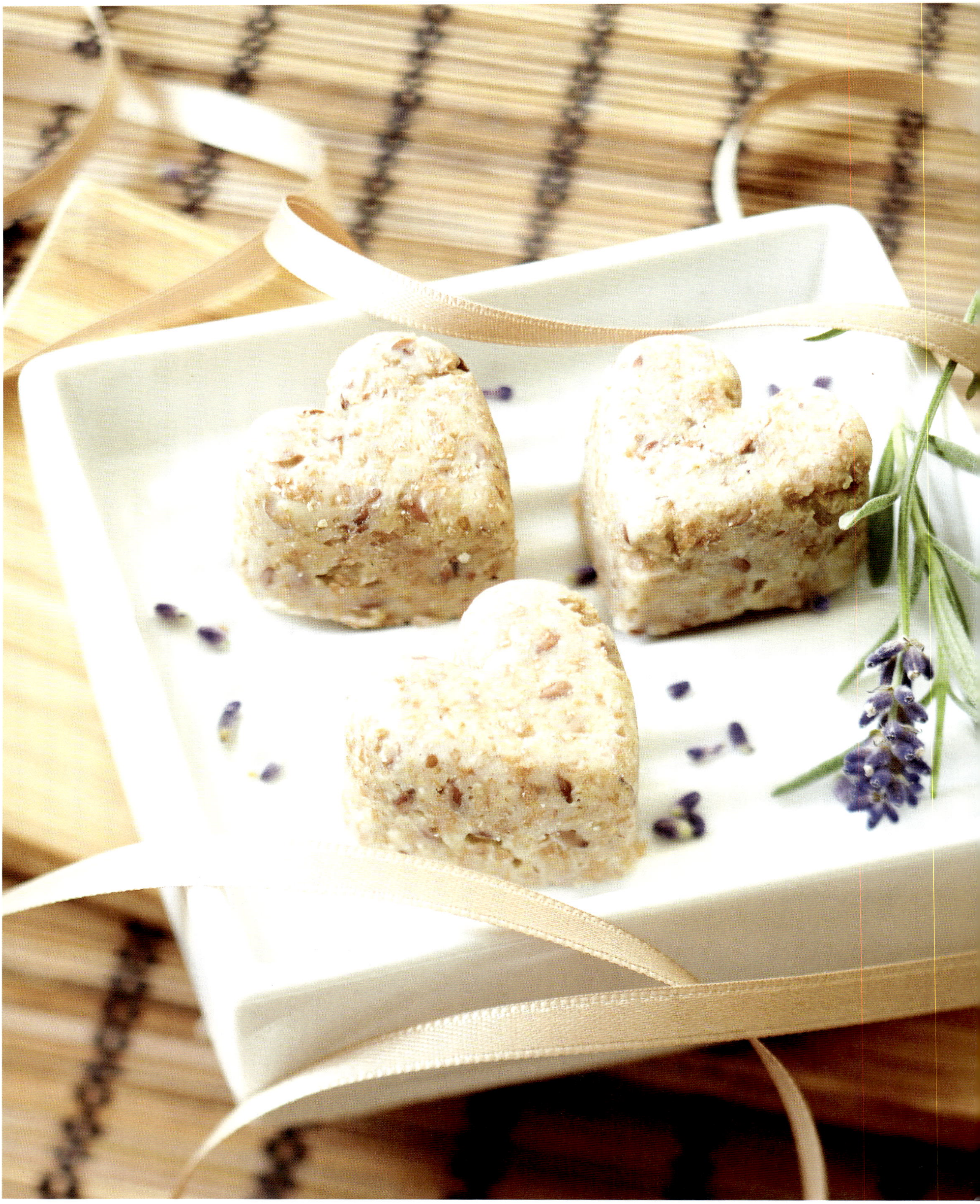

Müsli-Massagebar

Müsli einmal anders, denn die gesunden kleinen Frühstückscerealien werden bei diesem pflegenden Massagebar in feste Form gegossen. Haferflocken, Leinsamen und Weizenkleie – die Kombination aus drei Peelingsubstanzen ergibt einen schönen Massageeffekt, der Hautschuppen löst, die Haut stimuliert und die Durchblutung spürbar anregt.

SCHWIERIGKEITSGRAD:

ZUTATEN:

35 g Kakaobutter

15 g Mangobutter

8 g Haferflocken

8 g Leinsamen

7 g Weizenkleie

10 Tr. ätherisches Vanilleöl

5 Tr. ätherisches Tonkaöl

HERSTELLUNG:

Kakao- und Mangobutter bei geringer Hitze in einem Topf schmelzen. Vom Herd nehmen und kurz abkühlen lassen. Haferflocken, Leinsamen und Weizenkleie dazugeben. Mit den ätherischen Ölen beduften. Alles gut umrühren und in eine Muffin- oder Eiswürfelform aus Silikon füllen. Erkalten und dann im Kühlschrank aushärten lassen.

ANWENDUNG:

Unter der Dusche oder in der Badewanne genießen. Den Massagebar zwischen den Händen anwärmen und über die Haut streichen.

HALTBARKEIT:

Die Haltbarkeit beträgt ca. sechs Monate.

Fluffiger Body Cleanser

Köstlich aufgeschlagene Doppelpflegestufe mit der hautumschmeichelnden Konsistenz von Eiscreme in Verbindung mit entschlackendem Mikropeeling – so und nicht anders müsste der Werbetext für diesen luftig-leichten Body Cleanser sein.

SCHWIERIGKEITSGRAD:

ZUTATEN:

50 g Sheabutter

10 ml Kokosöl

10 ml Jojobaöl

1Tl feinkörniges Himalajasalz

1 Tl rosa Tonerde

1 Tr. Vitamin E

HERSTELLUNG:

Sheabutter, Kokos- und Jojobaöl mit einem elektrischen Handrührer zu einer luftigen Masse aufschlagen. Salz, Tonerde und Vitamin E unterrühren. Die finale Konsistenz sollte luftig-schaumig wie Schlagsahne sein.

ANWENDUNG:

1-mal wöchentlich anwenden. Unter der Dusche den Body Cleanser in sanft kreisenden Bewegungen auf den Körper auftragen. Nicht zu viel Druck ausüben. Mit warmem Wasser abbrausen. Die Haut danach nur noch trocken abtupfen. Offene Wunden und sensible Körperregionen sollten ausgespart werden.

HALTBARKEIT:

Bei kühler und dunkler Lagerung beträgt die Haltbarkeit ca. sechs Monate.

Tipp

Als Heilmittel hat Salz eine lange Tradition. Aufgrund seiner entzündungshemmenden Wirkung ist es als Peelingsubstanz sehr gut geeignet. Im Einzelhandel gibt es Salz von fein- bis grobkörnig zu kaufen. Das eigene Empfinden entscheidet über die angenehmste Körnigkeit.

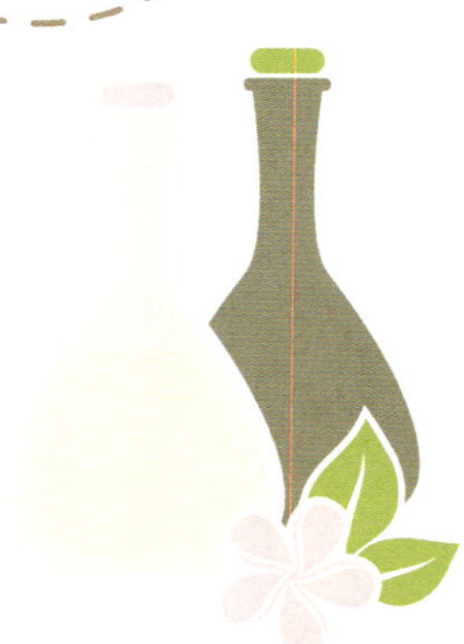

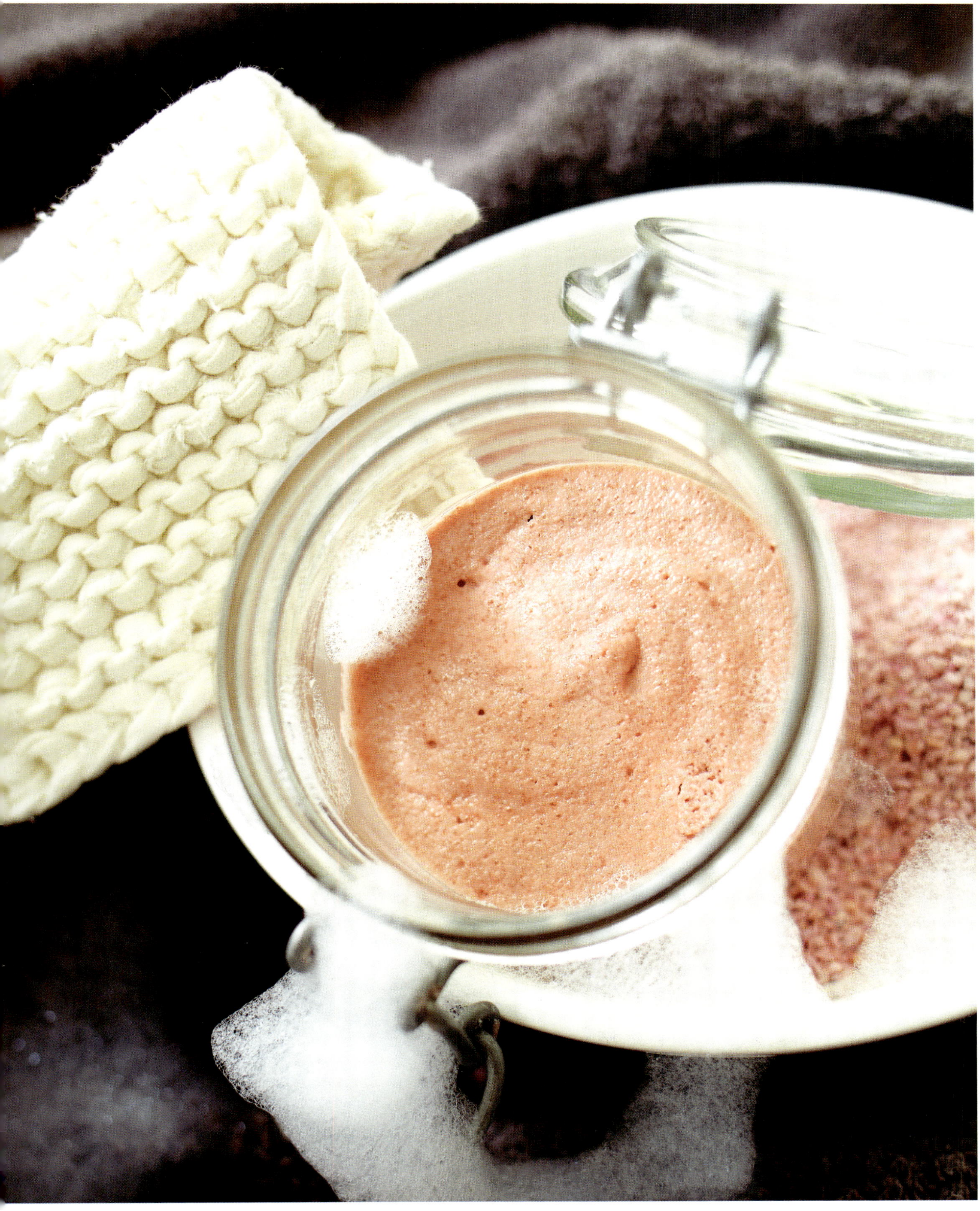

Reismilch-Zimt-Fußbad

Fußpflege wird nur allzu häufig vernachlässigt. Dabei verrichten unsere Füße täglich Schwerstarbeit, schließlich lastet unser ganzes Körpergewicht auf ihnen. Mit diesem entspannenden Fußbad können Sie Ihren Füßen etwas zurückgeben und sie verwöhnen: mit durchblutungsförderndem Zimt und angenehmer Reismilch.

SCHWIERIGKEITSGRAD:

ZUTATEN:

100 g Zuckerrübensirup

2 El Zimtpulver

250 ml Reismilch

HERSTELLUNG:

Eine Wanne für das Fußbad und zwei Handtücher (für Hände und Füße) bereitstellen. Den Zimt in den Zuckerrübensirup rühren. In einem Topf die Reismilch auf ca. 36 °C erwärmen, dann in die Wanne für das Fußbad füllen.

Tipp

Auch kalt ist dieses Fußbad eine Anwendung wert, denn an heißen Tagen bietet es eine kühlende Erfrischung. Dafür die Reismilch direkt aus dem Kühlschrank in die Fußwanne gießen. Alternativ zur Zuckerrübensirup-Zimt-Packung können die Füße vorher mit erfrischendem Zitronen-Minze-Saft eingerieben werden. Dafür eine Zitrone (oder Limette) auspressen und mit frischer Minze kurz pürieren. Die Füße damit einreiben und im kalten Reismilch-Fußbad entspannen.

Info

Bei offenen Wunden, wie Blasen, sollte das Fußbad nicht angewendet werden.

Ein warmes Fußbad sollte bei ca. 36 °C genossen werden. Es fördert die Durchblutung, hilft bei Schlafstörungen, ist entspannend und entkrampfend. Ein kaltes Fußbad fördert ebenfalls die Durchblutung und regt den Stoffwechsel an. Die Maximaltemperatur beträgt 18 °C.

ANWENDUNG:

1- bis 3-mal wöchentlich. Beide Füße mit der Zuckerrübensirup-Zimt-Mischung einreiben, in die warme Reismilch tauchen und 15 Minuten entspannen. Danach die Füße abreiben und sanft trocknen. Eine anschließende Ruhezeit von 30 Minuten ist ratsam.

HALTBARKEIT:

Das Fußbad sollte sofort angewendet werden.

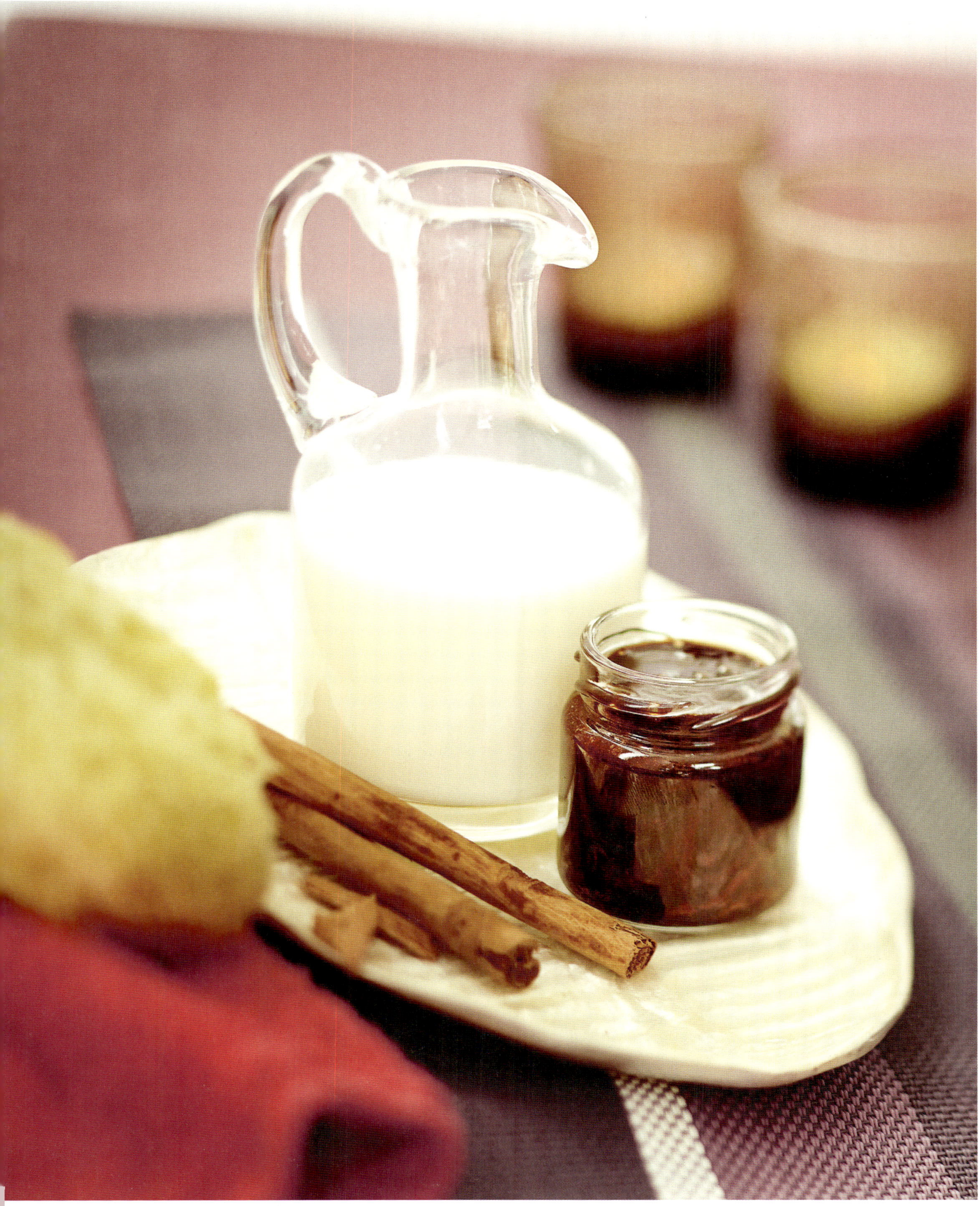

Autorin:
Dr. Claudia Lainka

Fotos:
Ullrich Alber; Dr. Claudia Lainka (Seite 8)

Illustrationen:
Fotolia.com:
© teirin (Badewanne, Bambus, Blume, Flaschen, Flipflop, Gesicht, Kerzen, Lotusblume, Schale, Steine);
© Natali Snailcat (Blatt, dunkelbrauner Kamm, Flacon, grüne Cremedose, Lippenstift, Pumpspender, Tube mit Blatt);
© Aleksandra Novakovic (beigefarbene Cremedose, hellbrauner Kamm, Mascara, Spiegel, Tube)

Internet-Bezugsquellen:

www.behawe.com

www.brennessel-muenchen.de

www.cosmeda.de

www.cosmopura.de

www.dragonspice.de

www.fragrancy.de

www.jean-puetz-produkte.de

www.omikron-online.de

www.spinnrad.de

Literatur- und Quellenverzeichnis:

Knieriemen-Suter, Helene und Knieriemen, Heinz: Kosmetik-Inhaltsstoffe von A bis Z: Der kritische Ratgeber. AT Verlag, 2005.

Narciß, Christa und Narciß, Georg: Unser Hausarzt. Der Mensch zwischen Gesundheit und Krankheit. Lexikographisches Institut, München, 1990.

Pahlow, Mannfried: Das große Buch der Heilpflanzen. Gesund durch die Heilkräfte der Natur. Bechtermünz, 2001.

Pütz, Jean und Niklas, Heike: Cremes und sanfte Seifen. Kosmetik zum Selbermachen. Natürlich und verträglich. Vgs Verlag, 15., korr. Aufl., 1990.

„Vegane Kosmetik. Keine Garantie", in: Ökotest, Ratgeber Kosmetik, 05. Juni 2015.

www.cosmetic-check.com

www.gesundheitstabelle.de/index.php/schadstoffe-gifte/gifte-kosmetika

www.olionatura.de

www.vegan.eu

www.vegane-gesellschaft.org